Arbeitsbuch

PHARMAKOLOGIE

ANATOMIE
PHYSIOLOGIE
PATHOLOGIE

für

Pflegeassistenz

Emin Dzakic

März 2017

...Ohne meines Mentors, des Herrn Reinhard Pfeiffer, einer Koryphäe in der österreichischen (Pflege) Bildungslandschaft, gäbe es dieses Buch mit Sicherheit nicht...
Auch dem Herrn Franz Rubendunst habe ich einiges zu verdanken, und schon gar der Frau Liane Baldauf...
Diese Menschen haben mich sehr weit gebracht, so möchte ich deren Beispiel (der Selbstlosigkeit) folgen...

Emin Dzakic

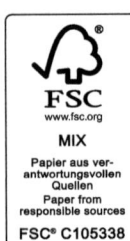

Herstellung und Verlag:
BoD - Books on Demand, Norderstedt
ISBN 978-3-7431-8750-4

Vorwort

Die Pflegeausbildung in Österreich wurde reformiert und trat im September 2016 in Kraft. Die Berufsbezeichnung *Pflegehilfe* (Pflegehelferin/Pflegehelfer) wird durch *Pflegeassistenz* (Pflegeassistentin/Pflegeassistent) ersetzt, wobei es zur Kompetenzerweiterung der Pflegeassistenzkräfte kam. Sowohl die Lehrkörper als auch die Auszubildenden sind schon immer gefördert und gefordert gewesen, derzeit mit der Umsetzung der Novelle der Pflegeausbildung von 2016 umso mehr. Die Erfahrung zeigte, dass die Aufbereitung der Lernmaterialien sehr viel Arbeit, Zeit und Energie vor allem vom Lehrkörper erfordert. Zeitaufwendig ist auch das viele Kopieren der Unterrichtsunterlagen, die die Auszubildenden in diversen Mappen geheftet mit sich herumtragen müssen – also einiges an Gewicht!

Als Grundlage für die Erstellung der vorliegenden Lehrunterlagen dienten verschiedene Lehrbücher sowie Internetrecherchen. Dabei zeigte sich, dass die meisten Lehrenden Power – Point – Präsentationen (PPP) nutzen. Obwohl es PPP schon lange auf dem Markt gibt, ist diese Darstellungsform nach wie vor die bequemste und transparenteste Art zur Veranschaulichung eines „roten Fadens" während des Unterrichts. Die Erstellung oder Aufbereitung einer soliden PPP erfordert jedoch sehr viele Stunden intensiver Arbeit. Es gibt zwar ein Curriculum für die Pflegeausbildung, das für ganz Österreich gültig ist, dennoch muss ein Lehrkörper jeder Krankenpflegeschule oder sonstiger Ausbildungsinstitution die PPP immer wieder aufs Neue vorbereiten. Es existieren wahrscheinlich unzählige mehrfach geschriebene PPP für jedes Unterrichtsfach. Da sich alle am Curriculum orientieren müssen, sind sie vom Inhalt her höchstwahrscheinlich sehr ähnlich. Manchmal findet zwar ein Austausch der PPP zwischen den Lehrenden statt (sofern sie sich kennen), dieses scheint aber wohl eher selten der Fall zu sein.

Problematisch stellt sich die Situation für diejenigen Lehrenden dar, die nur mit Lehrbüchern arbeiten bzw. unterrichten. Sie finden oft kein adäquates Material, das annähernd das Curriculum zur Gänze abdecken kann. Wenn dazu noch die Auszubildenden in den Büchern nach Lehrinhalten suchen müssen und keine Chronologie darin (wieder-)erkennen, kann dies Unzufriedenheit, Frust und einen verminderten Effekt der Wissensgenerierung bei ihnen erzeugen. Es ist auch bekannt, dass es solche und solche Lehrbücher gibt bzw. dass diese immer weniger zu Hilfe genommen werden. In einer Gesellschaft und einem Zeitalter der Beschleunigung aller Prozesse und Segmente des täglichen Lebens finden die Menschen immer weniger Zeit, um lange Texte zu lesen, vor allem jene, deren Inhalte erlernt werden müssen. Der Lehrkörper steht unter enormen Druck, um einen qualitativ hochwertigen Unterricht zu bieten, da er nicht mehr über das alleinige Wissensmonopol verfügt. In einem Zeitalter der Digitalisierung und eines permanenten Angebots des gesamten menschlichen Wissens „per Knopfdruck" können die Auszubildenden binnen Sekunden die Referierinhalte des Lehrenden überprüfen und hinterfragen. Aufgrund von Zeitdruck besteht die Tendenz, Lehrbücher zu umgehen. Damit verändert sich die Rolle des Lehrenden maßgeblich. Der Lehrkörper wird vermutlich zunehmend zu Moderation, Organisation, Kontrolle, Überprüfung und Beratung übergehen müssen und sich weniger mit der ausschließlichen Wissensübermittlung beschäftigen. Die Lehrerinnen und Lehrer werden jedoch immer adäquate Lernunterlagen zur Verfügung stellen müssen. So ist auch die Idee für dieses Arbeitsbuch entstanden. Es sind hierbei zwei Schwerpunkte der Pflegeassistenzausbildung in Form von PPP-Unterlagen zusammengefasst: Pharmakologie einerseits sowie Grundlagen der Anatomie, Physiologie und Pathologie andererseits. Nach derzeitigem Ausbildungsmodell sind das 110 Unterrichtseinheiten (UE) von insgesamt 800 UE des theoretischen Teils der Pflegeassistenzausbildung. Der Inhalt dieses Arbeitsbuches erhebt keineswegs den Anspruch auf Vollständigkeit und absolute Richtigkeit (das betrifft übrigens alle Lehrbücher), sodass die Nutzerinnen und Nutzer des Buches die Inhalte hinterfragen und überprüfen (Lerneffekt!) bzw. sich eigene Notizen machen sollten. Im hinteren Teil des Buches sind dafür einige leere Seiten vorgesehen. Im Anschluss befinden sich Prüfungsfragen, die die jeweiligen Lehrinhalte betreffen. Natürlich haben diese Fragen nur einen Beispiel- und Vorschlagcharakter, wie letztendlich alle Folien der PPP.

Sie, die Sie dieses Arbeitsbuch erworben haben, erhalten auch Online-Zugang[1] zum Link, auf dem alle PPP-Folien gespeichert sind. Wenn diese Präsentationen auf den eigenen PC heruntergeladen werden, haben Sie die Möglichkeit, diese Unterlagen nach eigenem Belieben zu überschreiben, zu ergänzen, zu ändern, zu kürzen, zu erweitern, zu korrigieren etc. Es besteht also kein Anspruch auf das geistige Eigentum und es wird auf alle urheberechtlichen Ansprüche verzichtet.

Die Erfahrung zeigte, dass es für die Lehrenden nicht immer leicht ist, mit „fremden" Unterlagen zu arbeiten. Nun, das ist möglicherweise Ansichtssache. Wenn Folie für Folie aufmerksam durchgelesen wird und alle unbekannten oder wenig bekannten Begriffe in der PPP schnell „gegoogelt" und mit ein paar dazu benötigten Notizen versehen werden, geht das vermutlich immer noch viel schneller und einfacher als eine eigene PPP zu erstellen. So soll dieses Arbeitsbuch einerseits vor allem den Einsteigerinnen und Einsteigern in den Lehrberuf als Hilfe dienen, da sie sich dadurch sehr viel Vorbereitungszeit ersparen können. Die Auszubildenden andererseits sollen auch davon profitieren, da sie ein kompaktes, handliches Lehrwerk an die Hand bekommen, das aufgrund seiner Größe und seines Gewichts überallhin mitgenommen werden kann. (Es eignet sich in dieser Form auch für den Nachtkasten als griffbereite handliche Gutenachtlektüre.) Die Auszubildenden haben natürlich auch die Möglichkeit, die zu erlernenden Inhalte EDV-gestützt zu überarbeiten, was vor allem bei der Prüfungsvorbereitung besonders nützlich sein kann.

---

[1] Formlos den Autor unter emin.dzakic@tmo.at anschreiben und Link und Zugangsdaten anfordern!

Am Schluss des Arbeitsbuches wird die zugrunde liegende Literatur aufgelistet und die Referenzen werden genannt. Zur Aufrechterhaltung des Leseflusses wurde auf die Angabe der Quelle auf jeder einzelnen Folie verzichtet. Abbildungen prägen sich zumeist besser ins Gedächtnis ein als reine Textfolien, sodass diese unverzichtbar bei einer PPP sind. Dabei wurde auf die mögliche Verletzung der Urheberrechte geachtet und versucht, möglicht viele Bilder selbst zu produzieren.

Das Arbeitsbuch verfolgt keine kommerziellen Ziele und ist nicht profitorientiert. Der Preis des Buches soll nur Kosten der Produktion abdecken. Dieser wird vermutlich die Kopierkosten (vor allem die für Farbkopien) von Arbeitsmaterialien sowie die Arbeitszeitkosten fürs Kopieren und die Verwaltung der Unterlagen deutlich unterschreiten. Außerdem ist Lehrmittelerwerb auf diese Weise viel umweltfreundlicher als das Anfertigen von Papierkopien.

Dieses Werk soll also allen Kolleginnen und Kollegen in der Gesundheits- und Krankenpflegelehre als Hilfe dienen und vor allem den Auszubildenden den Weg in den Pflegeberuf erleichtern. Zuletzt sei angemerkt, dass das vorliegende Buch ein Gesellschaftsbeitrag sein soll, ohne dafür entlohnt werden zu müssen. Denn eine moderne Gesellschaft wird sich in Zukunft so entwickeln müssen/können, dass auf Lohnarbeit großteils verzichtet werden kann.

Im März 2017

Emin Dzakic

Inhaltsverzeichnis

PHARMAKOLOGIE

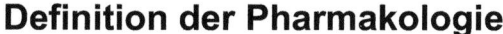

Definition der Pharmakologie

- Die **Pharmakologie** (gr. *phármakon* – Mittel, Stoff und *-logie*) ist die Wissenschaft von der Wechselwirkung zwischen Stoffen (Pharmaka) und Lebewesen, bzw. Organismen.

- Die moderne wissenschaftliche Pharmakologie entstand im 19. Jahrhundert parallel mit der Entwicklung der Physiologie, physiologischen Chemie und Pathologie.

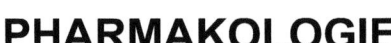

PHARMAKOLOGIE

Definition:

Lehre von den Wirkungen der Arzneimittel an gesunden oder kranken Organismen!

Lehre von den Wechselwirkungen zwischen chemischen Substanzen und biologischen Systemen!

Definition der Pharmazie

Pharmazie beschäftigt sich mit den stofflichen Eigenschaften der Pharmaka, ihrer Verarbeitung zur Arzneimitteln, Analyse und Qualitätskontrolle, Lagerung und Vertrieb in der Apotheke.

Begriffserklärungen

Wirkstoffe:
Sind Substanzen, die in lebenden Organismen
eine biologische Wirkung hervorrufen.

Biologische Wirkung:
Bedeutet, dass durch einen Wirkstoff eine
Veränderung in einem biologischen System
hervorgerufen wird.

Begriffserklärungen

Arzneistoffe:
Sind Wirkstoffe, die zur Vorbeugung, Linderung,
Heilung oder Erkennung von Erkrankungen
dienen können.

Arzneimittel:
Sind zur Anwendung bei Menschen oder Tieren
bestimmte Zubereitungsformen von
Arzneistoffen (engl. „drugs")

Beispiel: Aspirin= Arzneimittel

Acetylsalizylsäure= Arzneistoff

Begriffserklärungen

Gift: (Schadstoff)

Ist ein Wirkstoff, der schädliche Wirkungen
auslöst, bei vielen Arzneimitteln entscheidet die
„Dosis", ob eine nützliche oder schädliche
Wirkung hervorgerufen wird.

Schon Paracelsus sagte:

„DIE DOSIS MACHT DAS GIFT"

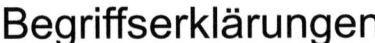

Begriffserklärungen

Toxikologie:

Lehre von den schädlichen Eigenschaften
der chemischen Substanzen.

Pharmakon:

Dieser Ausdruck wird im allgemeinen
Sprachgebrauch gleichbedeutend mit
Arzneimittel verwendet.

Daraus abgeleitet entstand der Begriff
„PHARMAKOLOGIE"

Stoffe

- Wirkstoffe (Pharmaka) sind alle chemischen Substanzen, die nach Aufnahme in den Organismus Wirkungen entfalten.
- Pharmaka sind am meistens körperfremde Stoffe.
- Fremdstoffe können <u>nützlich</u> (Arzneimittel) und <u>schädlich</u> (Schadstoffe, Gifte) wirken.

Stoffe

- Arzneimittel können auch zum Gift werden, wenn man davon zu viel nimmt:
- AUFGEMOMMENE DOSIS AM MEISTENS ENTSCHEIDEND über Nützlichkeit oder Schädlichkeit der ausgelösten Arzneimittelwirkung!!!
- CAVE! Dosis IMMER beachten und sich genau über Richtigkeit überzeugen!

Stoffe

- Arzneimittel sind Stoffe die bei der Anwendung am/im menschlichen Körper Krankheiten, Leiden oder Beschwerden heilen, lindern und verhüten.
- Fertigarzneimittel – Abgabe in der Apotheke
- Deklarationspflicht und Patentschutz der Arzneimittel
- Generika – „nach gebaute" Arzneistoffe

Wirkung

- Resorption eines Arzneistoffes bedeutet seine Aufnahme in die Blutbahn.
- Das fließende Blut verteilt AS in den ganzen Organismus, da AS dazu neigt, das Blut in Richtung Gewebe zu verlassen.
- Durchblutung der Organe und Gewebe entscheidend

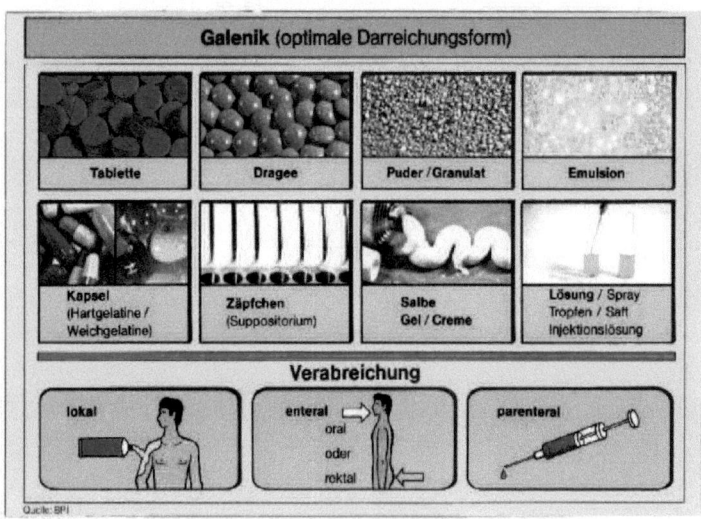

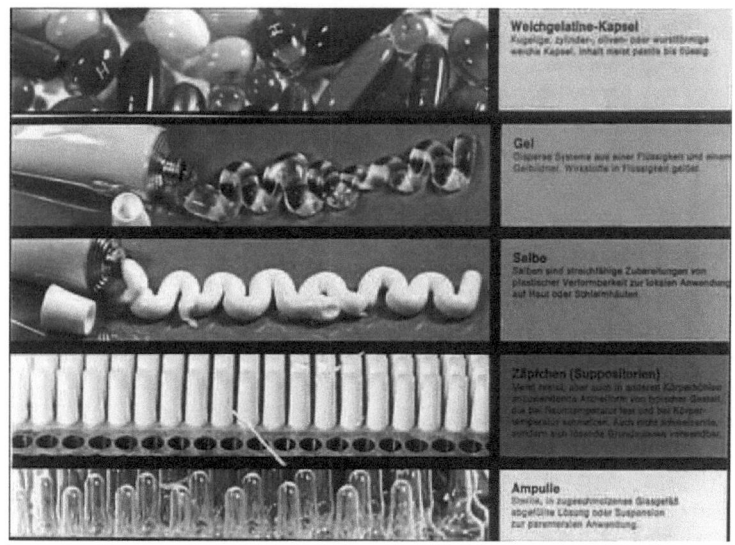

7

Wirkung

- Ausscheidung eines AS erfolgt vorwiegend über Niere (mit dem Urin – *renal*), Leber und Galle (mit dem Stuhl) und Lunge (mit dem Atemluft – *pulmonal*)
- AS können auch durch die Haut oder über die Darmschleimhaut ausgeschieden werden.

Wirkung

- Wirkung der Pharmaka wird durch die Bindung an Makromolkülen (Rezeptoren) erreicht, in dem Funktion dieser Moleküle beeinflusst wird.
- Unterscheidung zwischen <u>lokale</u> Wirkung und <u>systemische</u> Wirkung
- *Maximale Wirkdosis* ist Dosis die sich nicht mehr messbar steigern lässt.

Transdermale Pflaster/Wirkstoff wird über die Haut Resorbiert

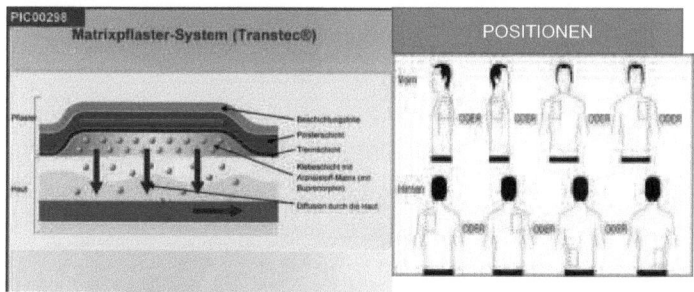

Wirkung

- Jeder Mensch reagiert individuell empfindlich auf Pharmaka durch Lebensalter, genetische Prädisposition, Morbidität, Gewöhnung, Resistenz, Allergien.
- Halbwertszeit ist Zeitspanne, in der die Konzentration eines Pharmakons um die Hälfte abnimmt. HWZ ermöglicht die Verweildauer eines Pharmakons im Organismus abzuschätzen.

Wirkung

- Gleichzeitig verabreichte Medikamente beeinflussen sich gegenseitig – man nennt es <u>Wechselwirkung</u>
- WW kann Wirkung verstärken oder aufheben
- Unerwünschte Wirkungen die fast immer unterschiedliche Medikamente begleiten, nennt man <u>Nebenwirkungen.</u>

Arzneistoffwechselwirkungen

Bei der Verordnung mehrerer Arzneimittel besteht die Möglichkeit der gegenseitigen Beeinflussung der Wirkstoffe!!

Es kann dadurch die Wirkung **„verstärkt"** oder auch **„abgeschwächt"** werden!

Nebenwirkungen!!

Unerwünschte -
Arzneimittelwirkungen
d.h. ein Arzneimittel hat eine Wirkung
„NEBEN" der Hauptwirkung (z.B. Übelkeit,
Erbrechen, Müdigkeit, Allergien, Hautrötung
Kopfschmerzen, Hautausschläge,......)!
__Immer „ARZT" oder „APOTHEKER"__
__kontaktieren!!!__

Die häufigsten "Sünden" bei falscher Anwendung von Arzneimitteln

▶ **Verordnete Dosis wird nicht eingehalten!**
  (zu hohe / zu niedrige Einnahme)

▶ **Arzneimittel werden vorzeitig abgesetzt**
  (z.B. Antibiotika!)

▶ **Gleichzeitige Einnahme von Alkohol**

▶ **Arzneimittel werden überhaupt nicht eingenommen**

▶ **"Abgelaufene" Arzneimittel werden eingenommen**

▶ **Arzneimittel werden nur bei einem scheinbaren**
  Bedarf eingenommen (besonders gefährlich
  bei Dauertherapien, z.B. Bluthochdruck)

▶ **Rezeptpflichtige Arzneimittel, die von einem**
  Laien empfohlen wurden, werden ohne
  ärztlichen Rat eingenommen

Wie wir ein Arzneistoff ausgeschieden??

- Renal (Nieren- Harn)

- Darm – Stuhl

- Haut – Schweiß & Talg

- Pulmonal (Lunge)- Ausatmungsluft

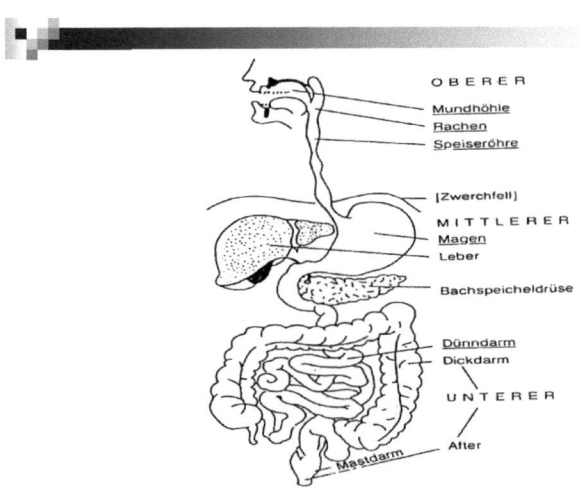

RESORPTION

Man versteht darunter, die Aufnahme eines
Arzneistoffes von der Körperoberfläche
bzw. aus dem Magen-Darm-Trakt in die
Blutbahn, von wo aus die Verteilung in den
Gesamtorganismus erfolgt!

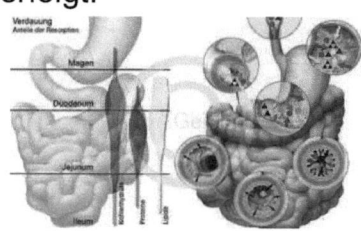

Resorption von Pharmaka

- Pharmaka können in allen Abschnitten des
  Verdauungstraktes resorbiert werden, vor
  allem als fettlösliche Substanzen.
- Resorption aus der Mundhöhle ermöglicht
  unmittelbare Resorption des Pharmakons,
  ohne vorher die Leber zu passieren.
- kleine Oberfläche der Mundschleimhaut –
  daher Anwendung der Pharmaka die in
  kleinen Dosen wirksam sind

Resorption von Pharmaka

- Resorption über Mundschleimhaut bei Zerbeißkapseln oder Sublingualtabletten
- Häufigste Form der Resorption durch orale Verabreichung (Schlucken der Pharmaka), sodass sie im Magen-Darm-Trakt resorbiert werden müssen
- Resorption über Magen und Dünndarm entscheidend

Resorption von Pharmaka

- Parenterale Zufuhr bedeutet die Injektion eines Pharmakons, Darm wird als Aufnahmeort umgangen
- Indikation für parenterale Zufuhr
- Intravenöse Injektion (i.v.), intraarterielle Injektion (i.a.), subkutane Injektion unter die Haut (s.c.) und intramuskuläre Injektion (i.m.)

Resorption von Pharmaka

- Pharmaka können auch über die Haut aufgenommen werden (transdermale therapeutische Systeme)
- Pflaster wie Fentanyl, Durogesic, Temgesic
- Pharmaka können auch über die Lunge durch Inhalation aufgenommen werden, nicht nur gasförmige, auch feste (Staub) und flüssige (Nebel) Stoffe - Aerosole

Resorption von Pharmaka

- Resorption der Pharmaka aus dem Rektum (Mastdarm) mittels z.B. Zäpfchen
- Resorption der Pharmaka auch über Augenschleimhaut (Augentropfen) oder
- Nasenschleimhaut (Nasentropfen)

Lagerung von Arzneimittel

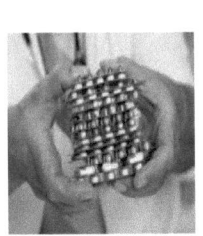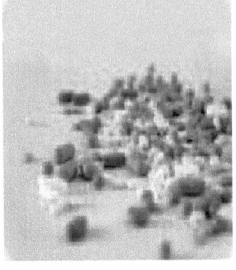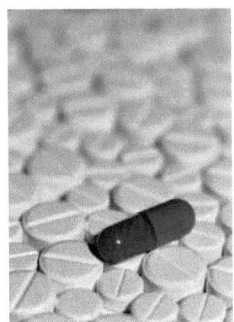

WICHTIG??

Lagerung von Arzneimittel

- Die meisten Arzneimittel können bei **Raumtemp**. d.h. bei ca. *20°C*, in einem trockenen Raum (Nicht im Badezimmer, nicht am Fensterbankerl, nicht hinter der Autoscheibe…..) gelagert werden.

Lagerung von Arzneimittel

- ***Orale Arzneiformen (Tabletten)*** sollen in der Blisterpackung und dem Überkarton bleiben samt Beschreibung, sie können sich durch Einwirkung von Licht, Feuchtigkeit verändern – man soll nur den Tagesbedarf bzw. Wochenbedarf in den „Medikamentendispenser" vorsortieren!

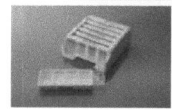

Lagerung von Arzneimittel

- **Zäpfchen:** gehören teilweise in den Kühlschrank, man soll sie immer erst direkt knapp vor Gebrauch aus der Folie herauslösen (Hygiene beachten)!!
- **Salbentuben:** (Ablaufdatum beachten) immer zuschrauben- Hygiene!!!!!!!
  (Ebenfalls Zersetzung durch Licht, Luft, & Wärme möglich).

Lagerung von Arzneimittel

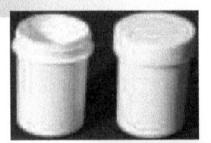
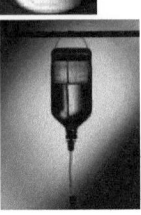

- **Salbentiegel:** (frisch in der Apotheke zubereitete Salben) innerhalb eines Jahres verbrauchen (**Ablaufdatum beachten**), ev. wenn vorgeschrieben während des Sommers im Kühlschrank lagern!!!!
- **Flüssige Zubereitungen:** immer vor Licht schützen (dunkle Flaschen und Überkarton verwenden z. B. bei Chemotherapie)!

Lagerung von Arzneimittel

- **Augentropfen:** sind nach Anbruch nur ein Monat haltbar, Datum auf Augentropfenfläschchen notieren!!
- **Flüssige Antibiotikazubereitungen:** (meist Kindersäfte) gehören in den Kühlschrank und müssen **immer vor** Gebrauch geschüttelt werden – WICHTIG!
- Fertig einnehmen, nicht abbrechen!!!!

Lagerung von Arzneimittel

- **Schüttelmixturen:** (z.B. gegen Gürtelrose) müssen ebenfalls vor Gebrauch <u>immer gut geschüttelt</u> werden.

- **Insulin:** neue nicht angebrochene Ampullen (auch 1x Pen) muss immer im Kühlschrank aufbewahrt werden (es darf aber nicht frieren)!!

<u>INSULIN</u>

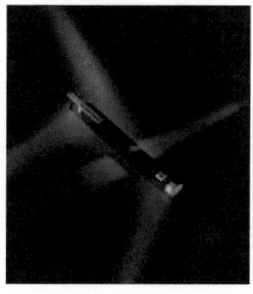 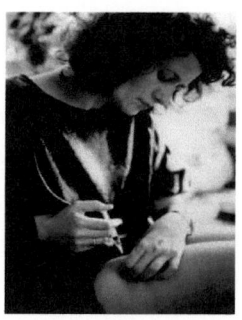

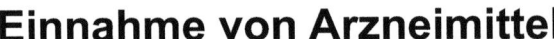

Einnahme von Arzneimittel

- **Orale Arzneiformen** immer mit genügend Wasser im <u>sitzen</u> oder <u>stehen</u>, wenn möglich!!
- Ob <u>vor</u>, <u>zum</u> oder <u>nach</u> dem Essen ist je nach Medikament unterschiedlich, „Nach Arztanordnung halten"!
- **Nicht alle Arzneimittel** dürfen mit der Nahrung kombiniert werden (z.B. Antibiotika nicht mit Milchprodukten).

Einnahme von Arzneimittel

- **Starke Schmerzmittel:** müssen oder sollten immer zur gleiche Zeit eingenommen werden, genaue Zeitabstände einhalten (z.B. alle 8 Std.)!

- **Schilddrüsenpräparate:** immer nüchtern eine halbe Stunde vor dem Frühstück einnehmen!!!!!

Einnahme von Arzneimittel

- **Eisenpräparate:** auch immer vor dem Frühstück einnehmen, am besten mit Orangensaft, das darin enthaltene **Vit. C** erhöht die Eisenaufnahme in den Organismus!

- **Personen, die zuckerkrank** sind und Insulin spritzen müssen, sollen immer ein Stück (Traubenzucker am Besten) mit sich tragen oder (Portion Honig), um eine Unterzuckerung (HYPO) vorzubeugen!!

Einnahme von Arzneimittel

DIE 5 „R" der
MEDIKAMENTENVERABREICHUNG!!

DIE 5 „R" REGEL

1. Richtiger Patient
2. Richtiges Medikament
3. Richtige Dosis, Konzentration
4. Richtige Verabreichungsform
5. Richtiger Zeitpunkt

Richtlinien für Einnahme und Vorbereitung im Medikamentendispenser

- 0-0-0-1
- 1-1-0-0
- 1-0-1-0
- 0-0-0-1
- 1-1-1-1
- 2-1-0-1
- 0-0-0-2
- 2-2-2-1

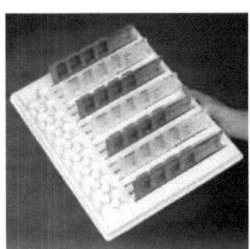
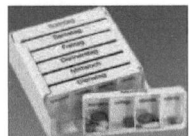

Vorgangsweise der Medikamentenverabreichung

- Patienten ansprechen (mit Namen)!!
- Erklärung des Vorganges
- Patient soll sitzen oder stehen bei der Einnahme (wenn möglich)!
- Medikament immer mit Flk. einnehmen
- Kontrollieren, ob Patient das Medikament auch geschluckt hat! WICHTIG????

Übersicht der Arzneimittel

- Nervensystem
- Endokrines System
- Herz-Kreislauf-System
- Respirationstrakt
- Magen-Darm-Kanal
- Niere
- Haut
- Vitamine
- Prophylaxe und Therapie von Infektionskrankheiten (z.B. Antibiotika)
- Chemotherapie

NERVENSYSTEM

- Das Nervensystem dient:.
- Der Aufnahme von Reizen (Umwelt, oder im Körper).
- Der Koordination und Steuerung der Körperfunktionen
- Im NS spielen sich alle geistigen und psychischen Vorgänge ab!!

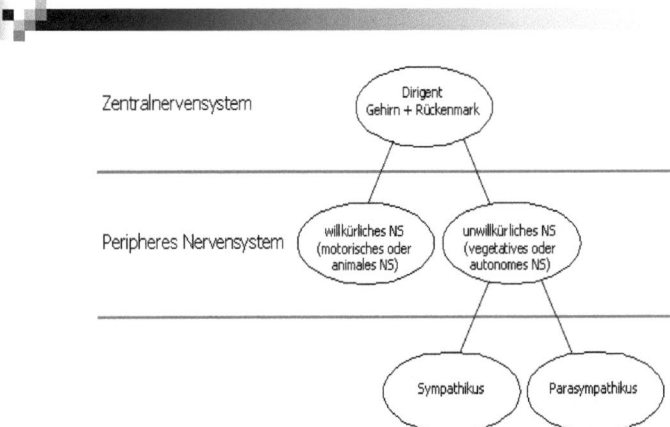

Zentralnervensystem — Dirigent Gehirn + Rückenmark

Peripheres Nervensystem — willkürliches NS (motorisches oder animales NS) / unwillkürliches NS (vegetatives oder autonomes NS)

Sympathikus — Parasympathikus

Anatomisch unterscheidet man

- Das Zentrale Nervensystem (ZNS)
- Das periphere Nervensystem- hat Verbindungsleitungen vom ZNS zur Peripherie!
- Das autonome NS (unwillkürliche NS)
- Das Somatische NS (willkürliche NS)

Das autonome Nervensystem

- Ist dem Willen „NICHT" unterlegen!
  z.B. –Kreislauf
    - Atmung
    - Peristalik des Magens
    - Tonus der Gallen- und Harnblase
    - Sekretion der Schweißdrüsen, Speichel, Magensekretion

Das autonome Nervensystem

Wird unterteilt in 2 Teilsysteme:

- **SYMPATHIKUS:** Aktiviert Kreislauf, Puls,
  Atmung- Darmtätigkeit ist vermindert!!

- **PARASYMPHATIKUS**: Steigert die Magen-
  Darm-Tätigkeit, die Kreislaufleistung und
  Atmung nehmen ab!!

PSYCHOPHARMAKA

■ Sie dienen der Behandlung von:

psychischen Erkrankungen, wie Psychosen,
Depressionen, Schizophrenie, Neurosen,
Angstzuständen, Alkoholentzugssyndrom

PSYCHOPHARMAKA

- Bei Depressionen z.B. kommt es zu
  einem Mangel an „Serotonin"
  (enthalten in der SCHOKOLADE
  und bei LICHTTHERAPIE- z.B.
  Solarium im Winter, Lichtlampen,....

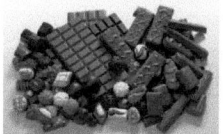 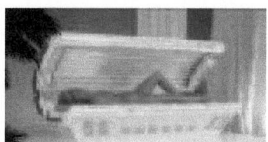 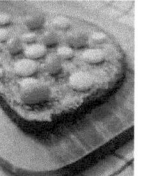

SCHLAFMITTEL

- Der Schlaf ist ein lebensnotwendiger
  aktiver Prozess, in allen Organen laufen
  dabei Regenerationsvorgänge und
  Aufbauvorgänge ab!!

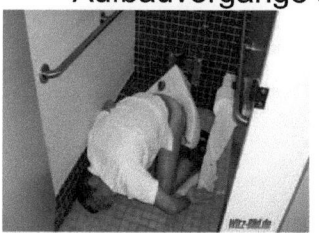

SCHLAFMITTEL

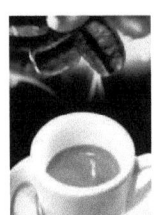

- **Ursachen von Schlafstörungen:**
  - organische Störung (Schmerz,Juckreiz)
  - psychische Belastung (Todesfall, Konflikte im Beruf oder Familie!!
  - Reizüberflutung (Fernsehen,.....)
  - ungesunde Lebensführung (Kaffee, schweres zu fettes Essen).

SCHLAFMITTEL

- Anordnung nur durch den „ARZT"!
- Nur dann einsetzen, wenn die Schlafstörung nicht zu beheben ist!
- Alte Menschen brauchen von Natur aus schon weniger Schlaf- Sie machen weniger Bewegung und schlafen am Tag sehr gerne!!

Analgetika (Schmerzmittel)

- Sind Substanzen, die in *therapeutischen Dosen* die Schmerzempfindung verringern bzw. unterdrücken!!
- Schmerz ist einer der häufigsten Symptome einer Krankheit oder Schädigung des Organismus.
- Er übt eine natürliche Warn- und Schutzfunktion aus!!!

Analgetika (Schmerzmittel)

- Man unterscheidet 2 Gruppen:
  - zentral angreifende stark wirkende Schmerzmittel (Opiate, z.B. Morphin)

  - peripher angreifende, schwächer wirkende Analgetika mit entzündungshemmender und fiebersenkender Wirkung z.B. ASPIRIN

OPIATE

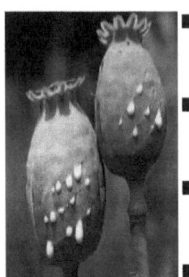

- Wirken **_zentral_** im Gehirn auf das Schmerzzentrum!!
- Sie wirken auch sedierend (beruhigend)
- Beseitigen Angstgefühle, erhöhen die Stimmungslage!!
- Sie können bei zu oftmaliger Anwendung zur „ABHÄNGIGKEIT" führen!!

Nebenwirkungen der OPIATE

- Hemmen die Motilität des Darmes
- Neigung zur Verstopfung
- Kreislaufprobleme
- Überdosierung führt zur Atemlähmung!!!

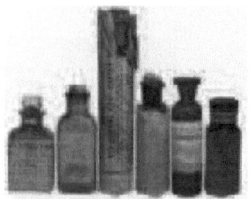
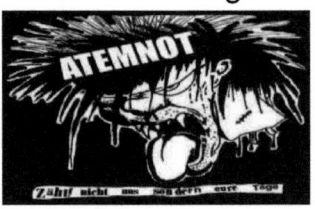

Periphere Analgetika

- Wirken schwächer
- Haben keine psychischen Nebenwirkungen
- Wirken entzündungshemmend (Rheuma)
  „NSAR"- Voltaren, Diclobene, Diclofenac,
  Deflamat

- **Bekannte Mittel:** Mexalen, Aspirin, Novalgin,
  Parkemed

NARKOSEMITTEL

- Bei einer Narkose werden durch Lähmung
  von Teilen des ZNS:
- die Schmerzempfindung
- das Bewusstsein
- die Abwehrreflexe
- die Muskelspannung
           „reversibel ausgeschaltet"!!

NARKOSEMITTEL

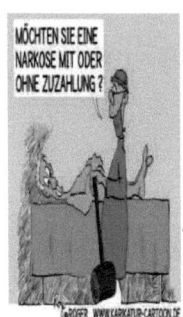

- Man unterscheidet:

- *Inhalationsanästhetika:* Werden durch die Atemluft aufgenommen z.B.: Lachgas, ***Äther*** - (eher selten)!

   Injektionsanästhesie: Werden i.v. injiziert!

   Derzeit die häufigste Form der Narkose!

ANTIEMETIKA

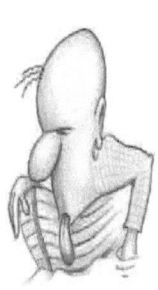

- Hemmen den Brechreiz!!!!!
- **Einsatz:** bei Magen-Darm-Erkrankungen die mit starkem Erbrechen einhergehen! z.B.: Paspertin, Metagastron Tropfen oder Zäpfchen! Bei Störungen im Gleichgewichtssystem dadurch entstehende Übelkeit, Schwangerschaftserbrechen oder während der „Chemotherapie".

MUSKELRELAXANTIEN

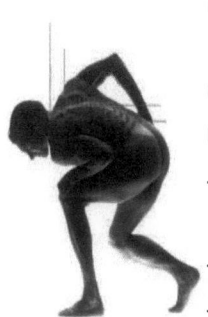

- Entspannen die quergestreifte („willkürliche") Muskulatur!
- z.B. Sirdalud 2mg, 4mg, 6mg
- Wann werden Sie verschrieben:
- Bei schmerzhaften Verspannungen
- Bei Bandscheibenschäden
- Bei rheumatischen Erkrankungen

ANTIEPILEPTIKA (Antikonvulsiva)

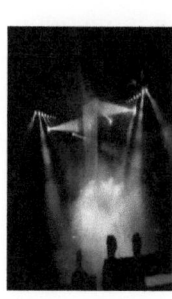

- Einsatz gegen Epilepsien!
- Krankheiten die Anfallsartig auftreten, aufgrund einer gesteigerten Erregbarkeit (Übererregbarkeit) von zentralen Nervensträngen z.B.: durch Discolicht!!!
- Charakterisiert durch Krampfanfälle mit/ohne Bewusstseinsstörungen!
- Medikamente: **z.B.** Convalex

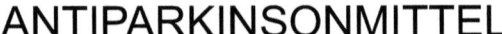

ANTIPARKINSONMITTEL

- Parkinson ist eine Erkrankung ebenfalls im ZNS.
- Es herrscht ein Ungleichgewicht zwischen verschiedenen Transmittern (Botenstoffe) welche die Erregungen/Reize zwischen den Nervenbündeln weiterleiten
- Mangel an Dopamin im Gehirn
- Medikament: Madopar - in versch. Stärken nach Arztanordnung!

Parkinson äußert sich:

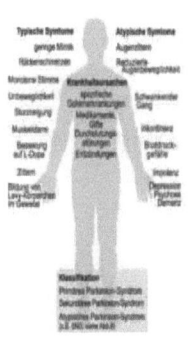

- ***Durch Rigor***: vermehrte Anspannung der quergestreiften Muskulatur
- ***Durch Tremor***: rasch aufeinanderfolgende Zuckungen
- ***Durch Akinese***: Verarmung der Gesichtsmotorik
- ***Durch psychische Störungen***: erschwerte Entschlussfähigkeit, Depression

ENDOKRINES SYSTEM

(Die endokrine –hormonelle Steuerung)

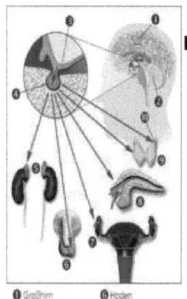

- Grißirm
- Eleirhirn
- Hypothalamus
- Hirnanhangdrüse
- Nebennieren
- Hoden
- Eierstöcke
- Bauchspeicheldrüse
- Schilddrüse
- Nebenschilddrüse

■ Hormone sind hochwirksame Substanzen, die in speziellen Organen gebildet werden, direkt in die Blutbahn abgegeben werden und eine charakteristische Beeinflussung des Zielorgans hervorrufen!!!

Bildungsorte der Hormone

- Zwischenhirn (Hypothalamus)
- Hypophyse
- Schilddrüse
- Nebenschilddrüse
- Thymus
- Bauchspeicheldrüse
- Nebennieren
- Hoden bzw. Eierstöcke
- Bei der schwangeren Frau die Plazenta

Hypothalamus + Hypophyse

- Steuern Wachstum
- Reifung des Organismus
- Elektrolythaushalt
- Wärmehaushalt
- Aktivität
- Schlaf
- Kreislauf
- Atmung

SCHILDDRÜSE

- Sie ist wesentlich für eine normale Entwicklung der Organe, Knochen und Gehirns verantwortlich!
- **Jod:** (jodiertes Speisesalz) wirkt sich positiv aus bei einer Schilddrüsenunterfunktion („Kropf") aus!
- **Überfunktion**: = Morbus Basedow

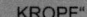

„KROPF"

PANKREAS <small>(Bauchspeicheldrüse)</small>

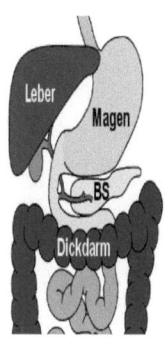

- **■ *Hat 2 Funktionen:***
- **Bildet den Pankreassaft:** fließt in den 12-Fingerdarm- Unterstützung für die Verdauung
- **Bildet Hormone:** in den Langerhansschen Inselzellen- verantwortlich für die Regulation des Zuckerstoffwechsels!!
- Insulin - B-Zellen & Glucagon A-Zellen)

Pankreas (Bauchspeicheldrüse)

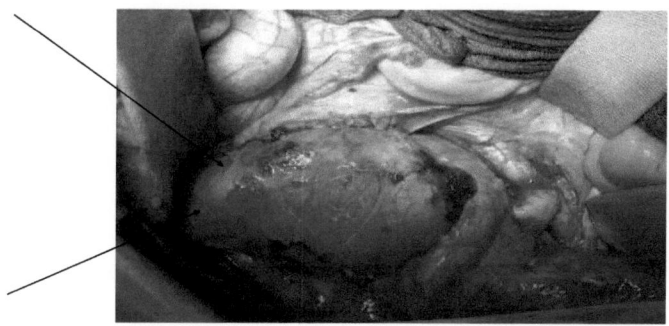

PANKREAS

- Die Inselzellen bestehen zu 80% aus B-Zellen- diese produzieren INSULIN! Und zu 20% aus den A-Zellen diese produzieren das GLUCAGON!

Insulin und Glucagon sind Gegenspieler in der Blutzuckerregulation!!!

PANKREAS

- **INSULIN:** Wirkt Blutzucker senkend!

- **GLUCAGON:** Erhöht den Blutzuckerspiegel!

- **HYPOGLYKÄMIE:** Blutzuckerwerte: *unter* 40mg%
- **HYPERGLYKÄMIE:** Blutzuckerwerte: über 200mg%

Ursachen für einen „HYPO"

- Unsachgemäße Einnahme von Medikamenten
- Unsachgemäße Verabreichung von Insulin
- Zuviel Alkohol (Alkoholabusus) Hoch%iger Alkohol (Schnaps)!!
- Störung der Insulinbildung (Tumor)!

HYPOGLYKÄMIE

Symptome einer Hypoglykämie

- Hunger
- Schwitzen
- Blässe, Zittern
- Herzklopfen
- u.U. Blutdruckanstieg
- u.U. Parästhesien, Schwäche, Übelkeit, Erbrechen, bei Kindern Bauchschmerzen

- Neurologisch: Konzentratrionsschwäche, Kopfschmerz, Sehstörungen, verwaschene Sprache, mangelhafte Orientierung, Bewusstseinsstörung, Krämpfe
- Psychiatrisch: ungewöhnliches Ver-halten, Stimmungs- und Antriebsänderungen, Denkstörungen

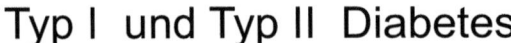

Typ I und Typ II Diabetes

- **<u>Typ I Diabetes:</u>** Bauchspeicheldrüse ist nicht in der Lage ausreichend Insulin zu bilden. Es muss somit Insulin gespritzt werden!
- **<u>Typ II Diabetes:</u>** Insulin wird zwar produziert – fehlen die Insulinrezeptoren!
- Meiste Ursache beim Typ II ist das Übergewicht!!
- **<u>Therapie:</u>** Strenge DIÄT– sehr Wichtig!!

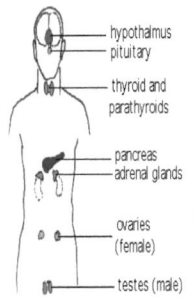

GONADEN

- ***Bei der Frau*** sind die Eierstöcke (Ovarien) die Bildungsstätte der weiblichen Sexualhormone (*Östrogen*-Follikelhormon, und *Gestagen*-Gelbkörperhormon) gebildet.
- **<u>Beim Mann:</u>** in den Hoden (Testes) die männlichen Sexualhormone – *<u>Testosteron</u>*

GEWEBSHORMONE

- Sind Substanzen, die an bestimmten Geweben spezifische Wirkungen hervorrufen.
- **Dazu gehört:**
  - Histamin !!
  - gastrointestinalen Hormone (Verdauung)
  - Prostaglandine (Rolle bei Schmerzen und Entzündung)

GEWEBSHORMONE

- **HISTAMIN:** Freisetzung bei allergischen Reaktionen z.B.: Bienenstich, Sonnenallergie, Brennnesseln.

- **Symptome:** Juckreiz, Rötung, leichte Schwellung, Urtikaria-Nesselausschlag
- **Therapie:** Medikamente z.B. Fenistil,-Gel, Tropfen oder Tabletten, Clarityn, Zyrtec,.....lt. Arztanordnung!!

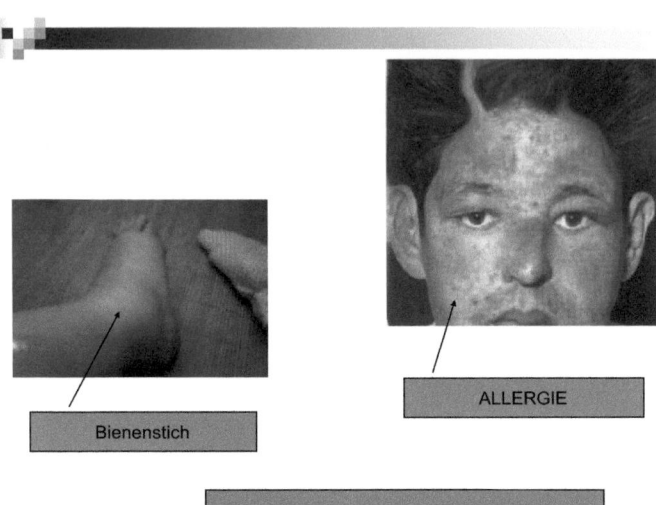

Bienenstich

ALLERGIE

HISTAMINREAKTIONEN

HERZ-KREISLAUF-SYSTEM

■ <u>Koronarmittel:</u>

werden bei so genannter Koronarer-
Herzkrankheit eingesetzt!

Bei dieser Erkrankung kommt es zur
Minderversorgung von Sauerstoff des
Herzmuskels durch Verengung der
Koronargefäße.

HERZ-KREISLAUF-SYSTEM

■ Ziel ist es diese verengten Gefäße zu erweitern, einerseits durch Medikamente oder durch operative Eingriffe!

■ Der bekannteste Wirkstoff im Bezug auf diese Erkrankung ist der Wirkstoff **„Nitrat",-**
Handelsnamen:
■ Nitrolingualspray, Nitropflaster, Nitrotabletten!

Wirkung von Nitratpräparaten

■ Gefäßerweiternd
■ Verlangsamen den Puls
■ Senken die Herzarbeit

■ Wirken sehr schnell!!

■ NW: Hypotonie, Kopfschmerzen

BETABLOCKER

- Diese wirken Herzschlag- vermindernd, Kontraktionskraft des Herzens wird dadurch herabgesetzt- daher entsteht ein verminderter Sauerstoffverbrauch des Herzens,
- Therapie: Langzeittherapie lt. Arzt!
- z.B. Medikament: Beloc 50mg
- Anfallgeschehen des Herzens nennt man „Angina pectoris"- Herzenge!

BETABLOCKER

WICHTIG: Bei Asthmatikern dürfen keine Betablocker verwendet werden!!!

Gerinnungshemmende Mittel, Arten, Funktionsweisen, Einsatzgebiete, Gefahren!

- Machen das Blut dünner, daher längere Blutung bei OP oder Verletzungen.
- **ARTEN:**
- Aspirin
- Thrombo Ass: 50mg oder 100mg
- Heparine: Fragmin, Lovenox
- Cumarine: Marcoumar, Sintrom

Gerinnungshemmende Mittel, Arten, Funktionsweisen, Einsatzgebiete, Gefahren!

- **Einsatz:**
- Thrombosen –TVT (meist Beine betroffen).
- Embolien - Lungenembolien
- Vorhofflimmern
- Nach Herzinfarkt
- Nach OP - z.B. Herzklappen-OP
- Bei immobilen Patienten

Gerinnungshemmende Mittel, Arten, Funktionsweisen, Einsatzgebiete, Gefahren!

VORSICHT:

Vor OP und Zahnarztbesuchen
„Blutverdünner" **absetzen** – lt. Arzt!

„Vitamin K" wird in der Leber umgebaut
und ist der Gegenspieler (grüner Salat,
Spinat, Fisolen)!

Regelmäßiger Thrombotest oder

INR-Test im Labor oder beim HA!

Zytostatika- Einsatzgebiete, Gefahren!

- Sehr starke Zellgifte
- Einsatz bei CA- Patienten
- Nicht mit Zytostatika- Flk. in Berührung kommen!!
- Handschuhe tragen!!
- Ev. auch Schutzbrille!
- Zytostatika stören die Zellteilung der Tumorzellen (Metastasen).
- Infusionseintrittsstelle öfters kontrollieren
- Gesundes Gewebe wird leider sehr oft in Mitleidenschaft gezogen.
- Erhöhtes Infektionsrisiko (zu wenig weiße BK)

Zytostatika- Einsatzgebiete, Gefahren!

- Nebenwirkungen der Chemotherapie:
- Haarausfall
- Anämie (Blutarmut)
- Übelkeit
- Erbrechen
- Unfruchtbarkeit
- Durchfall
- Depression

Entsorgung der Zytostatika

- Immer Handschuhe tragen
- Ev. Schutzbrille für die Augen tragen
- In speziell dafür vorgesehene separate Behälter entsorgen **(Schwarze Tonne)!**
- Nicht mit Zytostatika- Flk. in Berührung kommen- ätzend für die Haut!!

Transport von Zytostatika im Krankenhaus

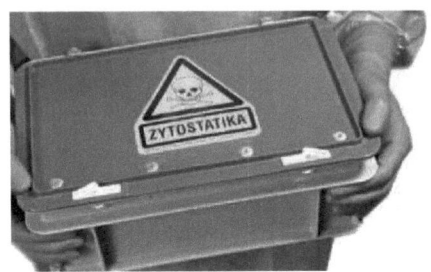

Abführmittel- Laxantien

- Der Name sagt schon aus, was sie bewirken - sie führen ab. Genauer gesagt beschleunigen Abführmittel (Laxantien) die Darmpassage und führen zu einer Stuhlentleerung. Sie fördern jedoch nicht die Verdauungsleistung, d.h. sie haben nichts mit den Verdauungsprozessen selbst zu tun, sondern sie beschleunigen die Entleerung des bereits verdauten Darminhalts.

Abführmittel - Laxantien

- **Wann kommen sie zum Einsatz?**
- Wenn alle zuvor aufgeführten Therapien wie Umstellung der Lebens- und Ernährungsweise etc. keinen Erfolg bringen, so bieten Abführmittel Hilfe bei der Stuhlentleerung.
- Anordnung lt. Arzt!

Abführmittel - Laxantien

- Abführmittel sollten nicht wahllos eingesetzt werden. Bei der Therapie sollte **immer** ein Arzt zu Rate gezogen werden. Ferner besteht bei unsachgemäßem Laxantiengebrauch die Gefahr eines Elektrolytverlustes, v.a. ein **Kaliumverlus**t.
- Das kann zu lebensbedrohlichen Herzrhythmusstörungen führen!

Abführmittel- Laxantien

- **Vorsicht**
- Bei chronischem Abführmittelgebrauch tritt eine **Gewöhnung** ein, d.h., um eine Stuhlentleerung zu erreichen, müssen nun ständig Laxantien eingesetzt \

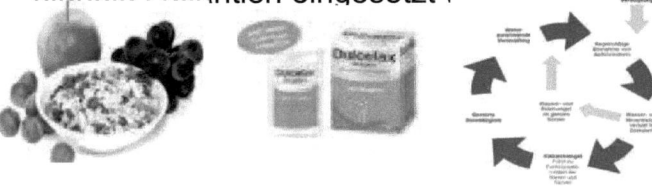

Schmerzstillende Medikamente- WHO-Plan

- **3 Stufen der WHO:**

- **Stufe 1:** leichte Schmerzen
  NSAR (nicht steroidale Antirheumatika)
  z.B. Aspirin, Parkemed, Voltaren, Diclofenac, Diclobene, Seractil

  NW: meistens Gastritis, Magengeschwüre
  Achten auf die Einnahme von
  Magenschutz: z.B. Pantoloc, Nexium, Agopton

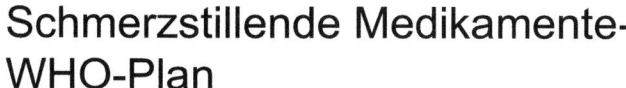

Schmerzstillende Medikamente- WHO-Plan

- **Stufe 2:** (mittelstarke Schmerzen)

- **Schwache Opioide:** ev. in Kombination mit NSAR!

- z.B. Tramal, Tramabene, Codidol, Dipidolor

- **NW:** Schwindel, Übelkeit, Erbrechen, Obstipationsgefahr- Verstopfung!

Schmerzstillende Medikamente- WHO-Plan

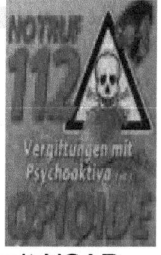

- **Stufe 3:** starke Schmerzen

- **Starke Opioide:** event. in Kombination mit NSAR
- z.B.: Hydal, Mundidol, Vendal, Fentanyl, Durogesic Pflaster (alle 72 Std. wechseln)!! Genaue Verschreibung beachten!!! **Dokumentation**: Uhrzeit, Datum, Unterschift!!
- **NW:** Obstipation, Verwirrung, Atmungsdepressionen, Übelkeit, Atemstillstand, Erbrechen, Harnverhalten, Gewöhnungseffekt oder Abhängigkeit!!!!!

WHO-Stufenplan

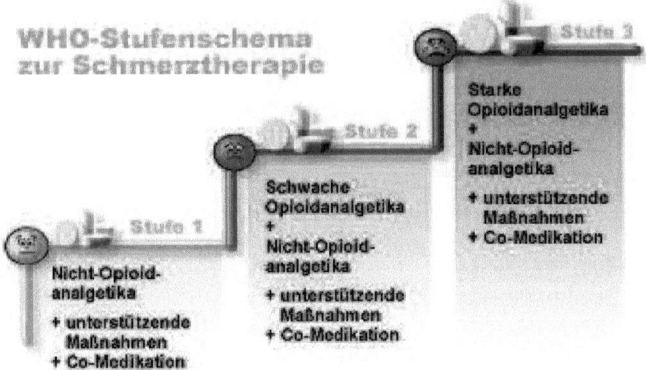

ANTIBIOTIKA/ANTIBIOTIKUM

- Das Wort „Antibiotikum" ist Griechisch und bedeutet übersetzt „gegen das Leben" – jedoch nicht gegen das Leben des Patienten, der Antibiotika einnimmt, sondern gegen das Leben von Krankheitserregern.

- Dabei ist wichtig zu wissen, dass Antibiotika nur gegen Bakterien wirksam sind – Viren, Parasiten (z.B. Würmern) und Pilzen *können Antibiotika nichts* anhaben.

- Viele der in Antibiotika enthaltenen Stoffe kommen auch in der Natur vor.

- Der Pilz Penicillum notatum produziert beispielsweise das bekannteste Antibiotikum, das Penicillin.

ANTIBIOTIKA

- **Wann sollten Antibiotika eingesetzt werden?**
- Ein Antibiotikum sollte man nur einnehmen, wenn es unbedingt notwendig ist, lt. Arztanordnung!!
- **Es gilt:** So selten wie möglich, aber so oft wie nötig. Wichtig ist, dass wirklich nur **bakterielle Infektionen** mit Antibiotika behandelt werden dürfen.

ANTIBIOTIKA

Bei Erkältungen mit leichtem Husten, Schnupfen oder Halsschmerzen, Durchfallerkrankungen und Grippe ist in der Regel *kein Antibiotikum* nötig.

ANTIBIOTIKA

- Erkrankungen, die manchmal Antibiotika erforderlich machen, sind z.B. eine Nebenhöhlenentzündung (Sinusitis), eine Mandelentzündung oder ein Harnwegsinfekt. Bei bestimmten Erkrankungen ist eine Therapie mit Antibiotika unbedingt notwendig, etwa bei der durch Bakterien ausgelösten Lungenentzündung, der Nierenbeckenentzündung oder dem Rotlauf- (Erysipel).

ANTIBIOTIKA/Bakteriennachweis

- Vor einer Antibiotikatherapie sollten – wann immer möglich – die Bakterien nachgewiesen werden, die die Erkrankung auslösen, und es sollte überprüft werden, welches Antibiotikum am besten gegen sie eingesetzt werden kann.
- Zur Bestimmung des Keimes werden Proben oder Abstriche aus dem infizierten Gebieten genommen
(z.B. Harn, Stuhl, Schleimhaut, Wunden oder Rachen)
und Kulturen angelegt.

Wie können Antibiotika verabreicht werden?

- Tabletten- Kapselform oder als
- Saft (meist bei Kinder)!
- Im KH - als Infusion i.v. - intra venös
- Antibiotische Augensalben
- Antibiotische Augentropfen
- Antibiotische Ohrentropfen
- Antibiotische Puder oder Salben
  z.B. Baneocin, Refobacin

ANTIBIOTIKA- Wirkung

- Damit ein Antibiotikum gut wirken kann, muss es regelmäßig, in der **richtigen** Dosis und **lange genug** angewandt werden.
- Denn wenn nur ein geringer Anteil der krankheitserregenden Bakterien überlebt, können sich diese wieder vermehren, und die Erkrankung kann erneut ausbrechen.
- Zudem kann es durch eine zu kurze Einnahme zu einer Resistenzentwicklung kommen.

Welche Nebenwirkungen können bei der Einnahme von Antibiotika auftreten?

- Durch Antibiotika werden in der Regel nicht nur die krankheitserregenden Bakterien abgetötet, sondern auch **nützliche** Bakterien.
- Dazu zählen etwa die Darmbakterien, die für die Verdauung wichtig sind, oder die Milchsäurebakterien, die den sauren pH-Wert in der Scheide aufrechterhalten.
- Durch die Einnahme von Antibiotika kommt es daher relativ häufig zu Magen-Darm-Beschwerden (z.B. Durchfall und Blähungen) sowie zu Scheidenpilzinfektionen.

DIABETES mellitus

Typ: I
Typ: II a
Typ: II b

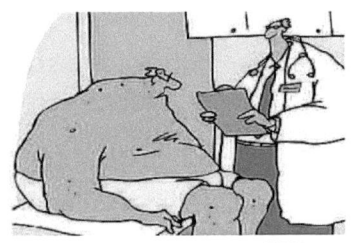

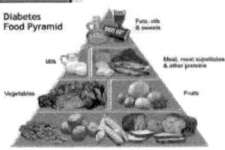

DIABETES MELLITUS

diabetes (griechisch) = durchfließen,

mellitus (lateinisch)= honigsüß

Diabetes mellitus ist eine Störung des Kohlenhydrat-, aber auch Fett und Eiweißstoffwechsel!!!!

Ursache: Absoluter oder relativer Mangel an Insulin!!

Blutzuckerwerte:
Beim <u>Gesunden:</u> 60 – 120mg% nüchtern!!

Harnzucker: wenn BZ-Spiegel über 180 - 200mg% <u>übersteigt</u> (Nierenschwelle - Harnzucker)!

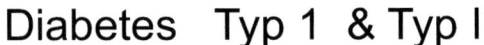

Diabetes   Typ 1 & Typ II

	Typ 1	Typ 2
Beginn	meist im Kindes- oder Jugend-alter	meist nach dem 40. Lebensjahr
Anteil an Diabetikern	ca. 10%	ca. 90%
Betroffene in Europa	ca. 700'000	ca. 7'000'000
Bedeutung der Erbanlagen	gering	gross
Körpergewicht	meist ideal- oder Normalge-wicht	meist Übergewicht
Kohlenhydratstoffwechsel	instabil, Neigung zur Ketoazi-dose	stabil
Entstehung	Autoimmunerkrankung, relativ schnelle Entwicklung bis zum Insulinmangel, absoluter Insu-linmangel	Insulinresistenz, Insulinsekreti-onsstörung, relativer Insulin-mangel, meist kombiniert mit Bluthochdruck, Fettstoffwech-sel-Störungen und Übergewicht
Auftreten der Symptome	akut	langsam
Therapie	immer Insulin, unterstützend: Ernährungsumstellung, Bewe-gung	1. Ernährungsumstellung, Be-wegung 2. Tabletten 3. Insulin

Symptome:

- Hyperglykämie = hohe Blutzuckerwerte
- Durst (7- 8 Liter Trinkmenge)
- Polyurie (viel Harn)
- Müdigkeit, Mattigkeit,
- Abgeschlagenheit,
- Juckreiz, schlechte Wundheilung
- Gewichtsverlust
- Sehstörungen
- Ketoazidose (Mangel an INSULIN)!!

Die Ketoazidose ist eine Form der metabolischen Azidose, die besonders häufig als Komplikation bei Diabetes mellitus bei absolutem Insulinmangel auftritt.
Ursächlich ist eine zu hohe Konzentration von Ketonkörpern im

Blut.

• Latenter Diabetes mellitus oder gestörte Glukosetoleranz

Blutzuckerwerte nur erhöht unter besonderen Belastungen z.B. Infektionen, Schwangerschaft.....

• Manifester Diabetes mellitus:

Typ I : (IDMM = Insulin Dependent Diabetes Mellitus)
Früher *juveniler* Diabetes genannt!

Kennzeichen:

- **Absoluter** Insulinmangel
- Immer Insulinpflichtig
- Beginn ist plötzlich!!!
- Bevorzugt bis zum 25 - 40. Lebensjahr
- Gewichtsverlust, Durst, Polyurie
- Meist schlanke Menschen betroffen

Therapie:

- Insulin spritzen
- Selbstkontrolle der Blutzuckerwerte
- Protokoll führen!! Datum, Uhrzeit,…..
- An das Insulin das Essen genau anpassen!
- *Richtige* Auswahl der Kohlenhydrate
- Sport
- Schulung (sehr wichtig) Diätologin!
- Rehab- Aufenthalte z.B. Rehabz. - Alland!
- Diabetes- Tagebuch- Tagesablauf **führen!!**

Typ II:

(Non Insulin Dependent Diabetes
Mellitus)

Früher Erwachsenen-/oder
Altersdiabetes genannt
JETZT: Typ II a, Typ II b

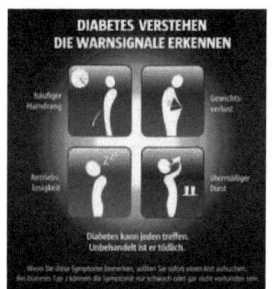

Kennzeichen:

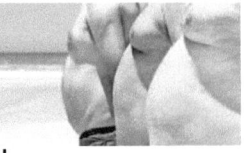

- Meist relativer Insulinmangel
- Insulinresistenz
- Übergewichtige Diabetiker können <u>meist</u> <u>rein diätetisch</u> eingestellt werden
- Beginn meist schleichend
- Im mittleren und höheren Lebensalter
- Meist Beschwerden wie Müdigkeit, Durst, Harnflut, Hauttrockenheit
<u>80% sind adipöse Menschen</u>!!!!!

Therapie Typ II a: (= normalgewichtiger Diabetiker)

- Diabetesgerechtes Essen (keine Berechnung der KH)
- Energie- und Nährstoff angepasst
- Basis 10 Regeln der DGE
- 5 – 6 kleinere Mahlzeiten/Tag
- Bewegung!!!!!!!
- Medikamente

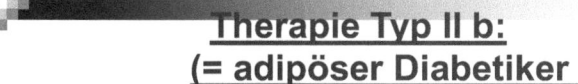

Therapie Typ II b:
(= adipöser Diabetiker)

- Reduktionskost
- Bewegung
- Insulinresistenz verschwindet oft durch Gewichtsreduktion
- **Medikamente** – wenn durch Ernährungsmaßnahmen kein Erfolg erzielt wird.
- Fettstoffwechselstörungen behandeln!!

4 SÄULEN DER DIABETESTHERAPIE

- Diabetesgerechte Kost
- Bewegung
- Medikamente
- Schulung, Selbstkontrolle, Dokumentation

Zuckerhaltige Nahrungsmittel:

- Obst
- Zucker, Süßigkeiten, Torten, Marmelade, Limonade
- Milch, Buttermilch, Molke
- Bier, auch alkoholfreies Bier

Stärkehaltige Nahrungsmittel:

- Getreide und Produkte daraus:
Mehl, Grieß, Brot, Teigwaren, Reis, Mais, Kartoffel, Nüsse, Hülsenfrüchte, Vollkorn

Langsam resorbierbare Kohlenhydrate:
- Getreide und Getreideprodukte
- Brot, Vollkornbrot
- Naturreis, Vollkornteigwaren
- Kartoffeln, Kartoffelprodukte
- Mais, Gemüsesäfte
- Milch, Joghurt, Sauermilch, Buttermilch
- Spezielle Diabetikerprodukte

Kohlenhydrate können in Gramm oder in Broteinheiten (BE) berechnet werden. BE ist nur eine Hilfsgröße 12 g reine Kohlenhydrate = 1 BE = z.B. 25g Brot, 100g Apfel, ½ Semmel

Bei Behandlung mit Insulin ist die Berechnung mit Kohlenhydraten <u>**notwendig!!!**</u>

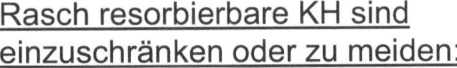

<u>Rasch resorbierbare KH sind einzuschränken oder zu meiden:</u>

- Zucker, Honig, Mehlspeisen, Süßigkeiten
- Gezuckerte Getränke, Fruchtnektar, Süßmost, Limonaden
- Knabbergebäck (Soletti, Chips)
- Kandierte Früchte, gezuckerte Obstkonserven meiden
- Größere Mengen Kirschen, Trauben, Bananen, getrocknetes Obst

Zuckeraustauschstoffe =
DIABETIKERZUCKER
-Fruktose, Sorbit, Xylit, Mannit

Wirkung: 1 g = 2-4 kcal
- Langsamerer Blutzuckeranstieg
- Eventuell Durchfälle
- Kein Nebengeschmack

Zuckerersatzstoffe = SÜßSTOFFE
- Saccharin, Cyklamat, Aspartame

Wirkung:
- Keine Kalorien
- Kein Blutzuckeranstieg
- Keine Durchfälle
- Metallbeigeschmack!!

BEWEGUNG und SPORT

Sport und Bewegung senken den Blutzucker und verbessern dadurch die Stoffwechsellage.

Blutzucker senkend wirkt: Insulin und Sport

Was müssen Diabetiker beachten, die INSULIN spritzen:
- Bewegung und Sport verbrennen Zucker ohne **Insulin!!!!**
- Sport BE einplanen, Insulinmenge entsprechend anpassen
- Halbe Stunde Sport = 1 BE zusätzlich essen!!

FOLGEERKRANKUNGEN durch Diabetes:

- **diabetische Fuß** = Bildung von Nekrosen und Gangrän
- **diab. Nephropathie** = defekt der Nieren
- **diab. Retinopathie** = defekt der Augen – Netzhaut –Sehstärke!
- **Arteriosklerose**

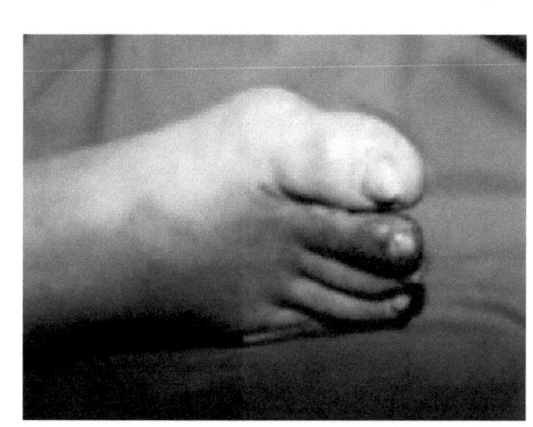

Diab. Fuß! – Spätfolgen!!

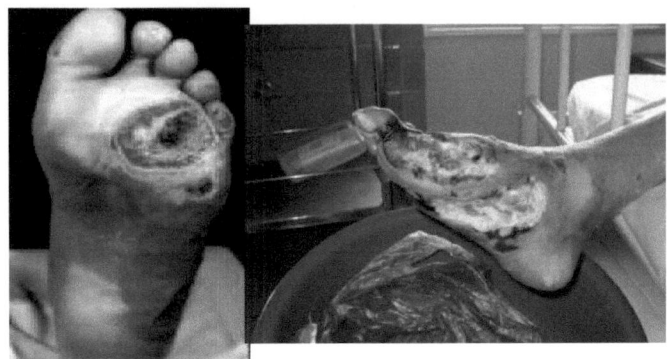

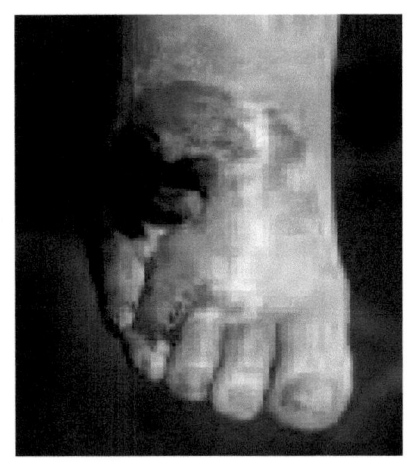

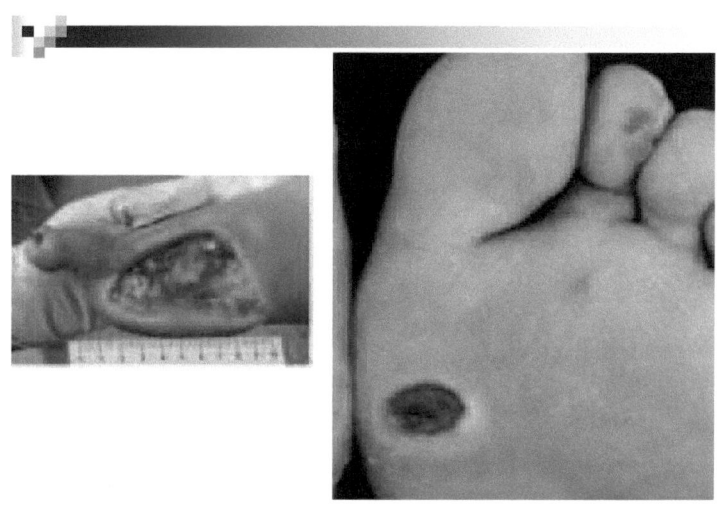

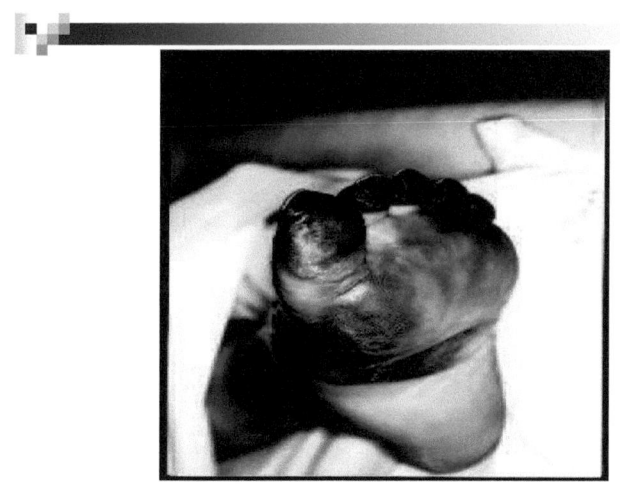

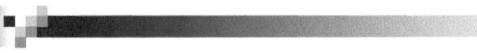

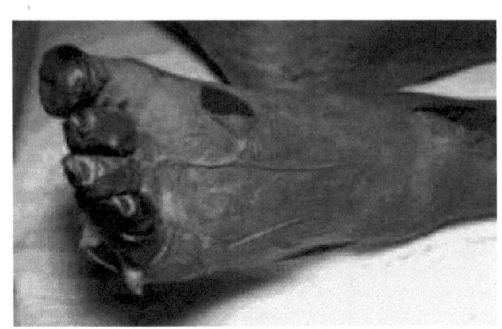

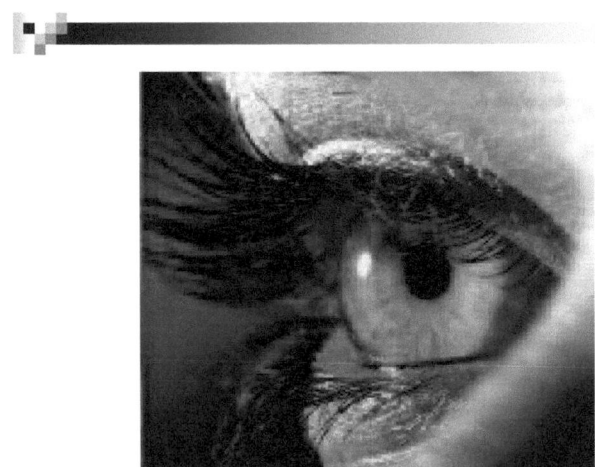

HYPOGLYKÄMIE: BZ – Werte zu niedrig!!!!

Anzeichen: -nervös, zittrig, flattrig
- Schweißausbruch, Heißhunger, Kopfschmerzen,

Konzentrationsstörungen, blass, aggressiv, verwirrt

Ursachen: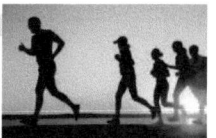

- **zuviel** Tabletten/ Insulin verabreicht
- **zu wenig** oder zu spät KH gegessen
- **hohe** körperliche Belastung
- **Alkohol** in größeren Mengen (Essen gespart)
- **Klarer** Schnaps (Obstler)

Maßnahmen:
1. Blutzucker messen
2. rasch resorbierbare KH zuführen
(gezuckerten Tee, Cola,
Limonaden, Traubenzucker,
Himbeersaft..........
3. Bewegung einstellen und
hinlegen oder hinsetzen lassen
4. Langsam resorbierbare KH
nachgeben zum essen –
WICHTIG!!

ZIELE der
DIABETESBEHANDLUNG

- BZ – Normalwerte
- Keine Spätschäden
(diab. Fuß,.........)
- Symptomfreiheit
- Keine Fußkomplikationen,
kein diab. Koma
- Wohlbefinden und Lebensqualität

Diabetes

BZ-Messung:

➤ **Entnahme eines Bluttropfens**

   ➤ **Hände müssen sauber sein**

      ➤ (Wertverfälschung wenn Pat. z.B. zuvor Obst gegessen hat)

   ➤ **möglichst schmerzfrei**

   ➤ **oft Verhornung oder mangelhafte Durchblutung**

Zubehör für die BZ-Messung - Lanzette:

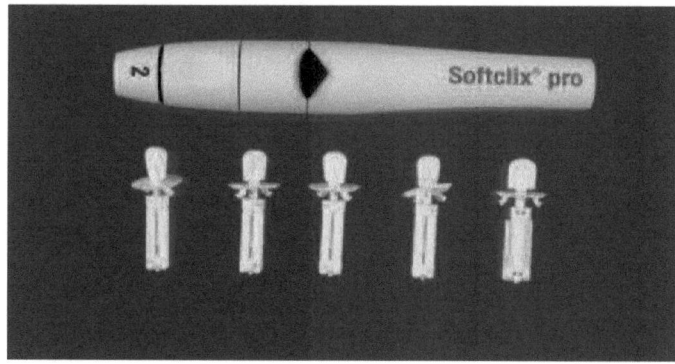

Zubehör für die BZ-Messung - Lanzette:

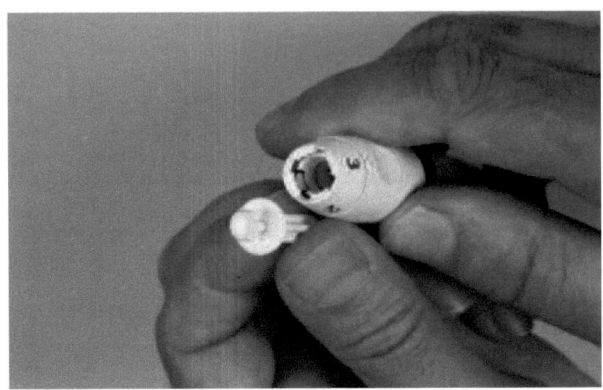

Zubehör für die BZ-Messung - Teststreifen:

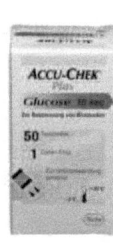
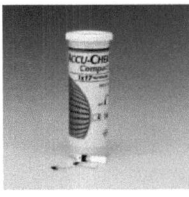
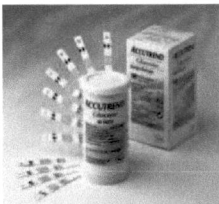
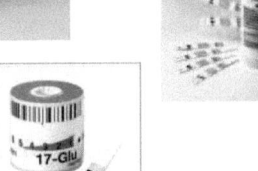

Blutzucker Messgeräte:

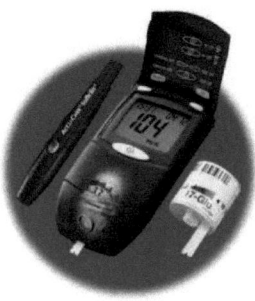 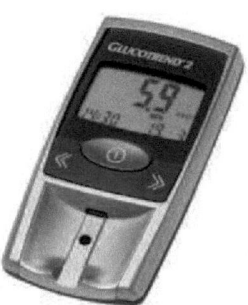

Diabetes

BZ-Messung:

Die wichtigste Messung:

> ➤ **vor dem Schlafengehen**

BZ soll im Zielbereich liegen - sonst Korrektur
Bei Risikopatienten Zielbereich höher ansetzen.

Diabetes

Applikation von Insulin:

Insulin- Spritze:

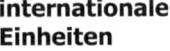

internationale
Einheiten

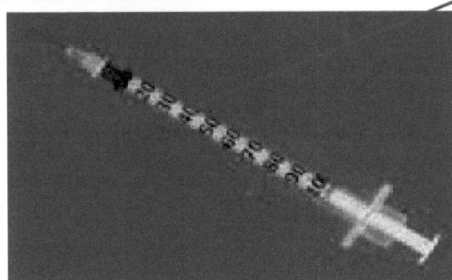

Diabetes

Applikation von Insulin:

Insulin- Pen:

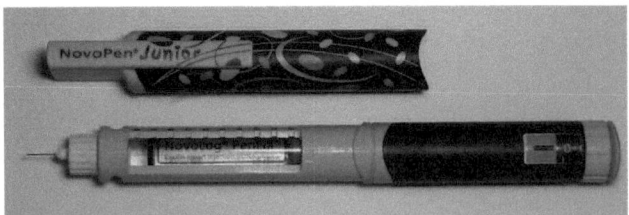

Diabetes

Applikation von Insulin:

Insulin- Pen:

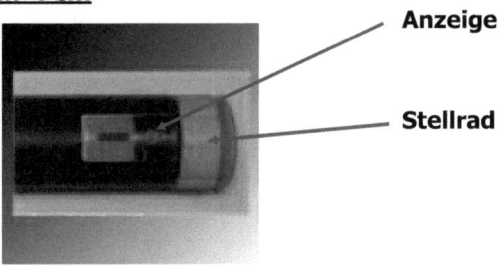

Anzeige

Stellrad

Diabetes

Applikation von Insulin:

Insulin- Pen:

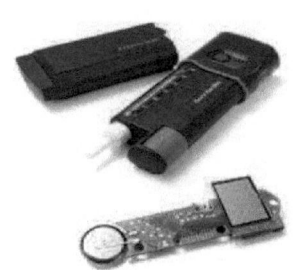

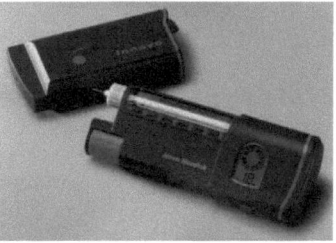

Diabetes

Applikation von Insulin:

Insulin- Pen:

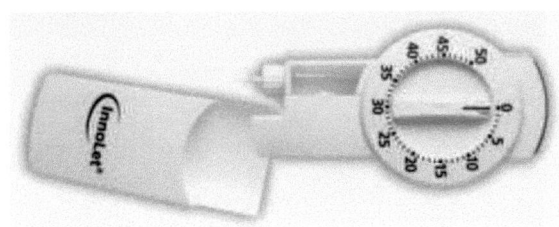

Diabetes

Applikation von Insulin:

Insulinpumpe:

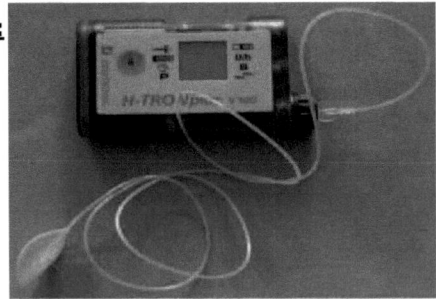

Insulinpumpe mit Plastikschlauch und Nadel

Diabetes

Applikation von Insulin:

Insulinpumpe:

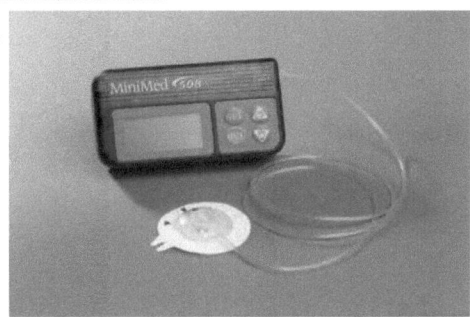

Arzneimittelzubereitungen

- Zur Herstellung von Arzneistoffen werden Hilfsstoffe verwendet wegen Haltbarkeit und Lagerungsfähigkeit , sowie Korrektur von Geruch, Geschmack und Aussehen.
- Arzneiform verändert Applikationsart, der Wirkungseintritt, die Wirkungsdauer und die Wirkungsstärke.

Arzneimittelzubereitungen

- Arzneiform bietet auch Schutz vor Umwelteinflüssen und gewährleistet Arzneistoffdosierung.
- Das Ziel ist es, optimale Wirksamkeit und Verträglichkeit bei möglichst geringen Nebenwirkungen zu erreichen.

Arzneimittelzubereitungen

- Arzneimittel zur peroralen Anwendung (p.o.) sind Tabletten, Kapseln, Pulver, Granulate, Globuli, Lösungen, Tröpfen, Trockensäfte, Sirupe, Suspensionen und Spül- und Gurgellösungen
- Tabletten gibt es als nichtüberzogen, Dragees, Film-, Brause-, Sublingual-,Bukkal-, Lutsch-, Kau- und Retardtabletten, Kaudragees

Arzneimittelzubereitungen

Filmtabletten sind Preßlinge die eine
gehärtete und geglättete Oberfläche mit 1
oder mehr Schichten Lack besitzen.

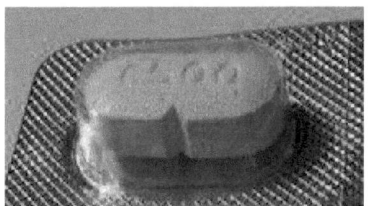

Arzneimittelzubereitungen

Dragees sind Preßlinge mit glatter harter
Überzug aus Zucker. Oft allergische
Reaktionen auf Farbstoffe

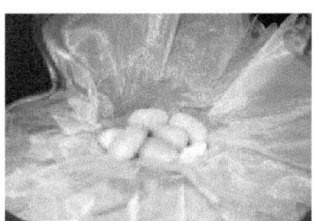

Arzneimittelzubereitungen

Brausetabletten

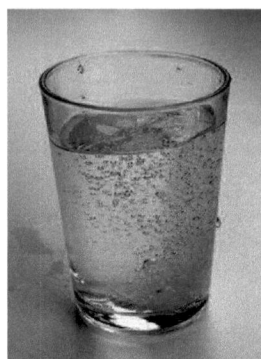

Arzneimittelzubereitungen

Lutschtabletten setzen den Wirkstoff in
der Mundhöhle frei, und erzielen lokale
Wirkung.

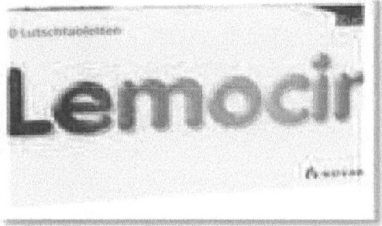

Arzneimittelzubereitungen

Kapseln sind Arzneiformen, die Pulver,
Granulate oder ölige Flüssigkeiten
enthalten.

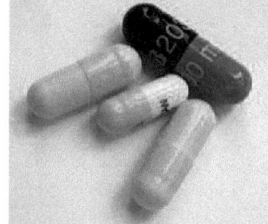

Arzneimittelzubereitungen

Parenteralia sind Injektionslösungen,
Infusionslösungen, Brechampullen,
Stechampullen, Trockenstechampullen
und Fertigspritzen.

Anwendung der Parenteralia erfolgt direkt
in den Blutbahn des Organismus

Arzneimittelzubereitungen

Ampullen

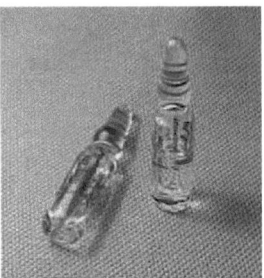

Arzneimittelzubereitungen

Stechampullen

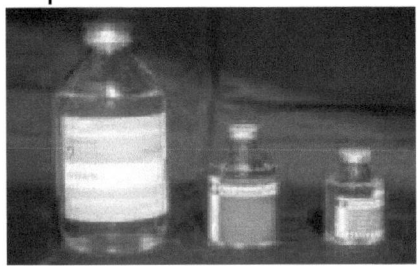

Arzneimittelzubereitungen

Fertigspritze

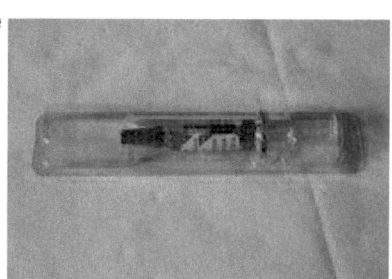

Arzneimittelzubereitungen

Infusionslösung

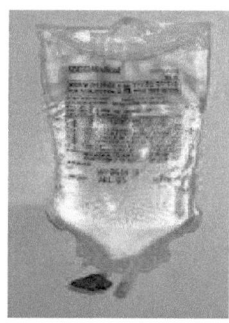

Arzneimittelzubereitungen

Transdermale therapeutische Systeme

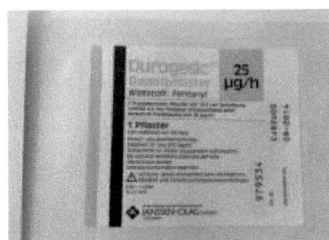

Arzneimittelzubereitungen

Dragees

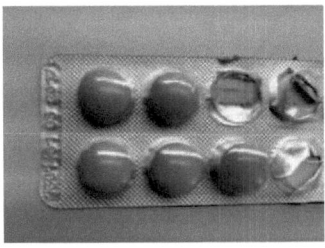 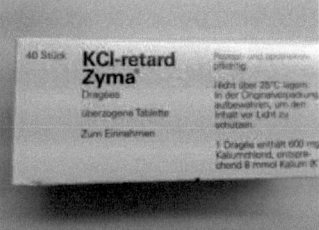

Arzneimittelzubereitungen

Filmtabletten / Kapseln

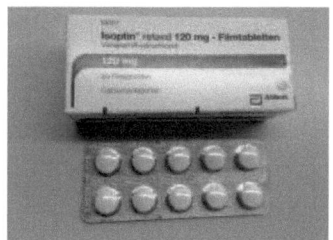
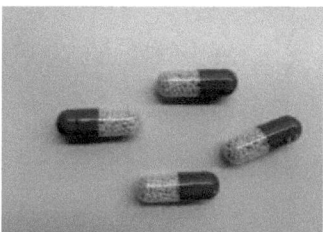

Arzneimittelzubereitungen

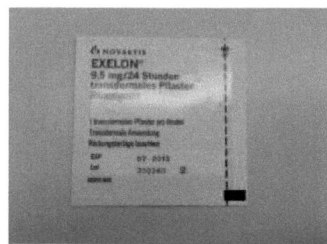
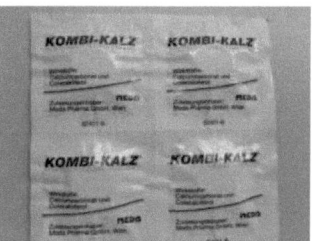

Arzneimittelzubereitungen

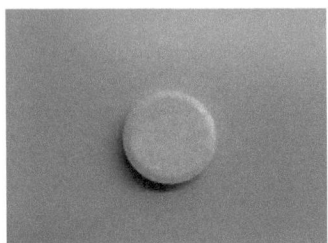 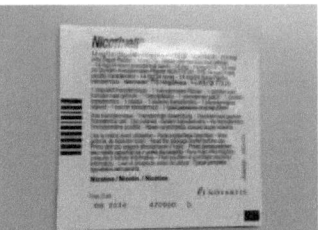

Arzneimittelzubereitungen

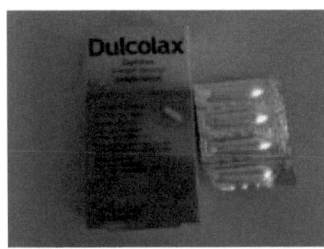 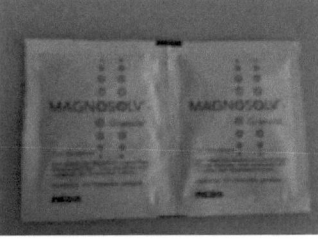

Arzneimittelzubereitungen

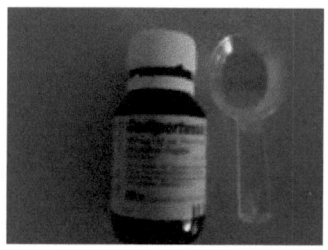 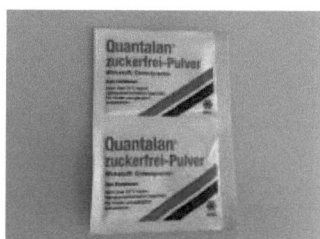

Arzneimittelzubereitungen

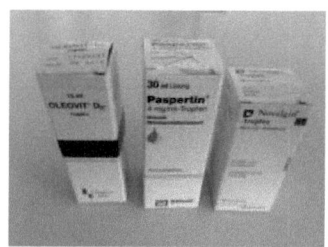 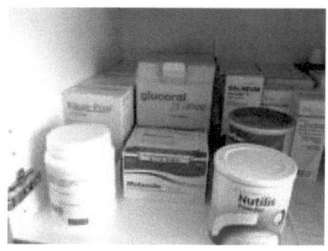

Arzneimittelzubereitungen

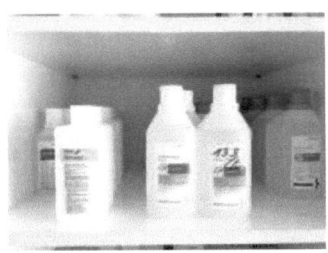 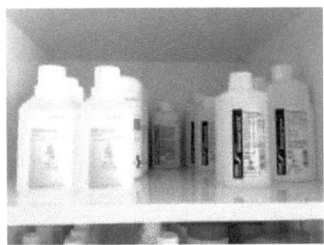

Arzneimittelzubereitungen

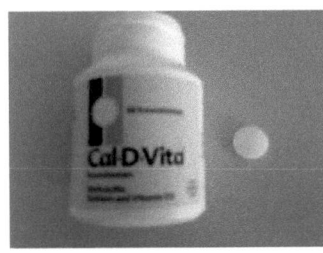 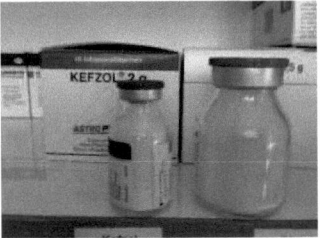

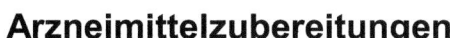

Arzneimittelzubereitungen

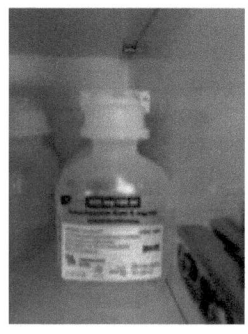 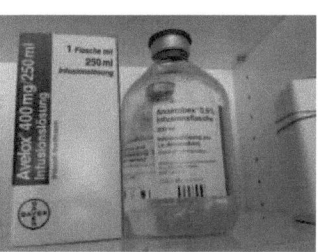

Arzneimittelzubereitungen

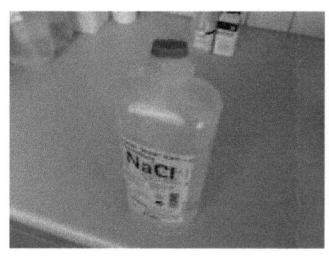 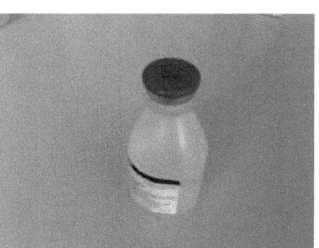

Arzneimittelzubereitungen

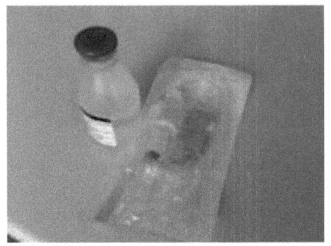 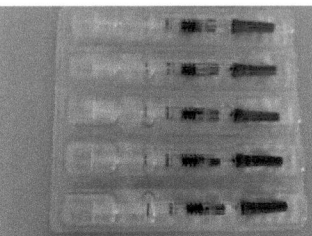

Arzneimittelzubereitungen

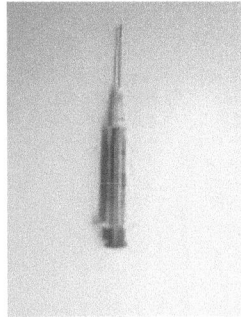 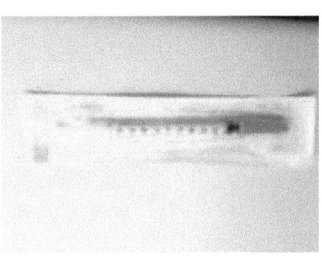

Arzneimittelzubereitungen

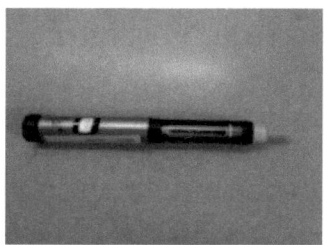 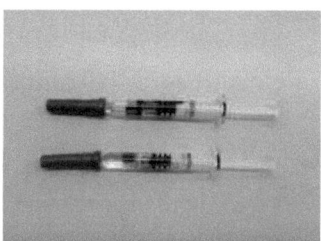

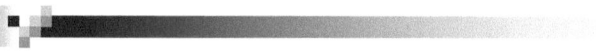

Arzneimitteltherapie

- Arzneimittelbeschaffung unterscheidet *apothekenpflichtige* und *rezeptpflichtige* Arzneimittel.
- Es ist eine Rezeptgebühr von Euro 5,85 bei jedem Medikament zu bezahlen.
- nach 20 Uhr erhebt dienstbereite Apotheke einen Nachtzuschlag

Arzneimitteltherapie

- Rezept muss vollständig ausgefüllt sein, vor allem SvNr. und Name des Patienten
- gegen eine Kaution (Vollpreis des Medik.) kann Rezept nachgebracht werden
- rosafarbene Rezepte des KH gelten nur bis zum folgendem Werktag, daher muss sie der Hausarzt umschreiben

Arzneimitteltherapie

- Rezeptformulare für starke Schmerzmittel (Suchtgifte) tragen eine Vignette
- vor der Einnahme Packungsbeilage lesen
- Packungsbeilage unbedingt aufbewahren
- Dosierung des Arzneimittels nicht selbsttätig verändern
- Einnahmeintervalle unbedingt einhalten
- Arzneimittel nach Ablauf der Haltbarkeitsfrist nicht mehr verwenden

Arzneimitteltherapie

- Arzneimittel kühl und trocken lagern
- Einnahme in aufrecht sitzender oder stehenden Position mit mind. 200 ml Leitungswasser
- Einnahme vor dem Essen – mind. ½ Stunde vor dem Essen in den noch leeren Magen (Schilddrüsenhormone, Antibiotika)
- Einnahme während des Essens – nicht in Berührung mit Magenschleimhaut (Schmerzmittel, Antiepileptika, Parkinsonmittel)

Arzneimitteltherapie

- nach dem Essen – bedeutet 1-2 Stunden nach dem Essen, Wirkung mit Verzögerung
- *1x pro Tag*: Einnahme immer zu einer bestimmten Uhrzeit, Toleranz +/- zwei Stunden
- *2x pro Tag*: Einnahme in Abstand von 12 Stunden, Toleranz +/- eine Stunde
- *3x pro Tag*: Abstand von 8 Stunden, Toleranz +/- halbe Stunde
- *4x pro Tag*: Abstand von 6 Stunden, +/- ¼ Stunde

Arzneimitteltherapie

- zahlreiche flüssige AM nach dem erstmaligen Öffnen nur noch beschränkt haltbar
- AM immer Umwelteinflüssen wie Temperatur, Luftfeuchtigkeit, Luftsauerstoff, Licht und Mikroorganismen ausgesetzt
- tiefere Temperaturen wirken grundsätzlich konservierend
- am besten AM in Originalverpackung des Herstellers lagern, bzw. schützen

Arzneimitteltherapie

- Augentropfen und Salben etwa 4-6 Wochen nach Anbruch verwendbar
- Mehr als die Hälfte über 60-jährigen Menschen erhalten regelmäßig medikamentöse Therapie
- Niere und Leber arbeiten eingeschränkt – verlangsamter Arzneimittelabbau
- von den alten Menschen werden Medikamente oft nicht nach Plan eingenommen – Vergesslichkeit, Sehprobleme, Verwechselung, Eigentherapie

Spezielle Pharmakologie - Inhalt

1. Nervensystem
2. Herz-Kreislauf-System
3. Stoffwechsel
4. Magen-Darm-Trakt
5. Infektionskrankheiten
6. Prostatamittel
7. Phytotherapeutika

1. Nervensystem

- <u>Psychopharmaka</u> – Behandlung der Symptome der psychiatrischer Erkrankungen
- *Neuroleptika* (Antipsychotika) beeinflussen Psychosen, vor allem akute Psychosen wie Halluzinationen, Unruhe, Angst, Spannung, Aggressivität, Erregungszustände
- Neuroleptika vermögen psychische Krankheiten nicht zu heilen, sondern Symptome zu beeinflussen
- *Schwache,* <u>mittelstarke</u> und **starke** Neuroleptika: *Dominal, Truxal,* <u>Seroquel</u>, **Haldol, Risperdal**

1. Nervensystem

- *Antidepressiva* – Behandlung von Depressionen
- *Tranquilizer* (Beruhigungsmittel) wirken sedierend und anxiolytisch, relaxierend, antiepileptisch
- *Hypnotika* (Schlafmittel) – mit zunehmendem Alter nimmt der Schlafbedarf ab: Schmerzen, Atemnot, Stress, Lärm, Fernsehen, Alkohol, Kaffee, späte Abendmahlzeiten, Schichtarbeit
- *Antiparkinsonmittel* – hoch dosierte Levodopa in Form von Madopar
- AM gegen Alzheimer und Altersdemenz - *Nootropika*

1. Nervensystem

- *Analgetika* (Schmerzmittel) – hemmen Schmerzen und werden in Opioid- und Nichtopioidanalgetika unterteilt. OA wirken im ZNS, NOA wirken im peripheren Nervensystem
- OA wirken analgetisch (schmerzstillend), beruhigend, atemdepressiv, emetisch, obstipierend, machen abhängig (Durogesic, Temgesic, Hydal)
- NOA wirken analgetisch, antipyretisch, antiphlogistisch, reizen Magen-Darmschleimhaut, schädigen Niere, Leber (Aspirin, Thomapyrin, Novalgin, Parkemed)

2. Herz-Kreislauf-System

- *Diuretika* – Indikationen sind Bluthochdruck, Herzschwäche, Ödeme (Lungenödem)
- *Antihypertensiva*
- *Herzglykoside* – vor allem bei der Herzinsuffizienz indiziert
- *Die Blutgerinnung beeinflussende Mittel* – bei KHK, Z. n. Herzinfarkt, Insult, Beinthrombose, Lungeninfarkt, Vorhofflimmern

3. Stoffwechsel

- *Insuline* – kurzwirksame, schnellwirksame, Verzögerungs- und Mischinsuline
- orale Antidiabetika – Indikation vor allem bei Typ-2-Diabetikern (Diamicron, Diabetex (Glucophage), Actos, Amaryl, Januvia)
- Insulinvorräte sind im Kühlschrank aufzubewahren (dürfen niemals gefrieren!)
- keiner Sonneneinstrahlung Insulin aussetzen

3. Stoffwechsel

- Typ-1-Diabetes – Insulintherapie unerlässlich
- Typ-2-Diabetes – Diät, Gewichtsreduktion und orale Antidiabetika (wenn nicht ausreichend, dann auch Insulingabe)
- Therapie der **Gicht** (Purin-Stoffwechselerkr. mit Gelenksschmerzen und Niereninsuffizienz geht einher) erfolgt mit schmerzstillenden und entzündungshemmenden Arzneistoffen, eventuell mit Kortison
- Allopurinol, Purinol, Urosin

4. Magen-Darm-Trakt

- *Antiemetika* – Behandlung des Erbrechens (Magenerkrankungen, Gallenblasenstörungen, chronische Pankreasentzündung, Infektionen, Hirndrucksteigerung, Chemo- und/oder Strahlentherapie, Frühschwangerschaft), Präparate wie Paspertin, Zofran
- *Laxantien* (Abführmittel) – beschleunigen die Stuhlentleerung. Eine Steigerung der Darmbewegungen (Peristaltik) wichtig um Stuhl entleeren zu können (Dulcolax)

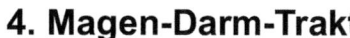

4. Magen-Darm-Trakt

- eine übermäßige Magensäureproduktion geht mit Gastritis, Magengeschwür und Sodbrennen einher
- medikamentöse Behandlung durch rezeptpflichtige Pantoloc, Agopton, Nexium
- *Antazida* neutralisieren überschüssige Magensäure
- *Protonenpumpenhemmer* blockieren Ausschüttung von Magensäure in das Mageninnere

5. Infektionskrankheiten

- Antiinfektiva wirken auf Erreger wie Bakterien, Viren und Pilze
- gegen bakterielle Erkrankungen gibt es eine breite Palette von wirksamen Substanzen, auch gegen Vielzahl von Erregerarten (Breitspektrum- oder Breitband – Therapeutika, bzw. Antibiotika)
- gegen Infektionen durch Pilze oder Viren – relative wenige wirksame Substanzen und keine Wirksamkeit der Antibiotika

5. Infektionskrankheiten

- Antibiotika haben *bakteriostatische* (Hemmung der Keimvermehrung) und *bakterizide* (Keimtötung) Wirkung
- bekannteste AB (bakterizide Wirkung) sind Penicilline (häufig Penicillinallergie)
- weltweites Problem der Antibiotikatherapie ist die Resistenzentwicklung vieler Bakterienstämme
- *Antimykotika* sind Arzneimittel zur Behandlung von Pilzinfektionen (Mycostatin, Canesten)

6. Prostatmittel

- Arzneimittel zur Therapie der benignen *Prostatahyperplasie*
- medikamentös durch Präparate wie Alna retard, Proscar, ansonsten operativ (TUR)
- unerwünschte Wirkungen der medikamentöse Therapie durch Magen-Darm-Beschwerden, Schwindel, Benommenheit, Kopfschmerzen

7. Phytotherapeutika

- sind medikamentös verwendete Pflanzen oder pflanzliche Extrakte
- „pflanzlich" oder „natürlich" bedeutet **nicht** „nebenwirkungsfrei" und „ungefährlich", pflanzliche AM sind nicht automatisch unbedenklich
- Baldrian – Erregungszustände, Erschöpfung, nervöse Unruhe, Schlafbereitschaftsförderung
- Johanniskraut – leichte Depressionen

7. Phytotherapeutika

- Kamillenblüten – Magen-Darm-Beschwerden, Durchfälle, Blähungen, Spasmen, Entzündungen der Haut oder Mundhöhle
- Melissenblätter – Herz- und Magenbeschwerden, Erregbarkeit, Einschlafstörungen
- Pfefferminzblätter – Übelkeit, Erbrechen, Magenverstimmung, Blähungen, Magen-Darm-Katharre, Leibschmerzen
- Thymianblätter – Katharre der oberen Atemwege, akute und chronische Bronchitis

Toxikologie - Inhalt

1. Definitionen

- *Toxikologie* beschäftigt sich mit Vergiftungen und deren Behandlung
- Gifte wirken durch biologische Wechselwirkungen von chemischen Stoffen mit körpereigenen Strukturen
- Giftwirkungen sind von der Dosis (Konzentration), der Einwirkungsart, Einwirkungshäufigkeit und Einwirkungs(gesamt)zeit abhängig
- zivilisatorische Fortschritt – ständig wachsenden Zahl an Chemikalien

1. Definitionen

- *Vergiftung* – das Auftreten schwerer, oft lebensbedrohlicher Krankheitserscheinungen nach Aufnahme einer giftigen Substanz
- *Gifte* sind feste, flüssige oder gasförmige chemische Substanzen die oft bereits in geringer Menge aufgenommen (z.B. Zyankali) den Körper schwer schädigen
- prinzipiell müssen alle Patienten mit Vergiftungen ins Krankenhaus gebracht werden!

2. Vergiftungsursachen

- *Chemieunfall* – Betriebsunfall, Gefahrengutunfall, Land, Landwirtschaftsunfall
- *Unachtsamkeit* – Sorglosigkeit, Schlamperei
- *Verwechselung* – Medikamente, Pilze
- *Neugier bei Kindern* – Medikamente, Waschmittel, giftige Pflanzen, Reinigungsmittel
- *Absicht* – Selbstmord, Mord
- chemische- und biologische Waffen bei der Kriegsführung

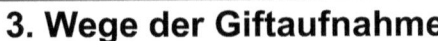

3. Wege der Giftaufnahme

- *Ingestion* – über den Verdauungstrakt
- Inhalation – über die Lunge
- perkutan – über die Haut
- parentral – durch Injektion
- kombiniert (über Haut, Lunge und Magen)
- Vergiftungsverdacht besteht bei einer Gruppenvergiftung – mehrere Personen weisen gleiche Symptome auf (Lebensmittel- Gasvergiftung)
- *typische Situationen* – reglos in einem Silo, Weinkeller, Garage bei laufendem Motor

3. Wege der Giftaufnahme

- *typische Umstände* – leere Medikamentenpackungen, Glas mit Tablettenresten, Abschiedsbrief, auffälliges Verhalten, Äußern von Selbstmordgedanken
- Angaben von Angehörigen oder Nachbarn über Selbstmorddrohung, bzw. abnormes Verhalten lassen auf eine Vergiftung schließen
- im Zweifelsfall immer an die Möglichkeit einer Vergiftung zu denken!

4. Symptome

- *Bewusstsein* – Erregungs-, Verwirrtheits-, Rauschzustände, Bewusstlosigkeit
- *Atmung* – Reizhusten, Atemnot, Atemstillstand
- *Kreislauf* – Rhythmusstörungen, Blutdruckabfall mit Übelkeit und Blässe, Pulsveränderungen, Kreislaufstillstand
- *Hautfarbe* – Blässe, Rötung, Blau-, Grau-, oder Gelbfärbung
- *Verdauung* – Übelkeit, Brechreiz, Erbrechen, Durchfall, Koliken, Krämpfe
- *Pupillen* – Verengung, Erweiterung, Pupillenstarre

5. Akute Vergiftungen/Gruppenarbeit

- *Medikamentenvergiftung? (Maßnahmen)*
- *Alkoholvergiftung?* (Symptome und Maßnahmen)
- *Lebensmittelvergiftung? (Maßnahmen)*
- *Vergiftung durch Pflanzen? (Maßnahmen)*
- *Vergiftung durch gasförmige Stoffe* – CO und CO2, Rausch- und Reizgasvergiftung? (Maßnahmen)
- *Notrufe?*

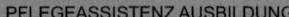

ANATOMIE
PHYSIOLOGIE

ANATOMIE

Die Lehre von der Struktur und Form des menschlichen Körpers (Morphologie)

PHYSIOLOGIE

- Die Lehre von der Funktion (physis, griech.: Natur; logos, griech.: Lehre).

- Aufgabe der Physiologie ist es, die Funktion des Körpers zu ergründen und zu beschreiben.

DAS LEBEN

- Der menschliche Körper besteht zu 96% aus lediglich **4** Elementen.
- Kohlenstoff (C)
- Sauerstoff (O)
- Wasserstoff (H)
- Stickstoff (N)
- Weitere 3% des menschlichen Körpers bestehen aus **4** weiteren Elementen.

- Kalzium (Ca)
- Phosphor (P)
- Kalium (K)
- Schwefel (S)
- 1% verteilt sich auf andere Elemente wie z. B. Eisen, Magnesium, Selen und Kupfer

TERMINOLOGIE

- Kopf – Caput
- Gehirn: Cerebrum
- Hals – Colum
- Brustkorb – Thorax
- Rippen – Costa
- Brustbein - Sternum
- Schlüsselbein – Clavicula
- Schulterblatt – Scapula
- Oberarm: Brachium
- Unterarm: Antebrachium: besteht aus 2 Knochen
- Speiche: Radius
- Elle: Ulna
- Wirbelsäule – vertebralis - Spina od. columna vertebralis
- Becken – Pelvis
- Oberschenkelknochen – Femur
- Unterschenkelknochen: besteht aus 2 Knochen
- Schienbein: Tibia
- Wadenbein: Fibula

Terminologie

- Kehlkopf: Larynx
- Rachen: Pharynx
- Zunge: Glossa
- Mandeln: Tonsillen
- Speiseröhre: Oesophagus
- Luftröhre: Trachea
- Lunge: Pulmo
- Herz: Cor
- Vene: Vena
- Arterie: Arteria
- Magen: Gaster
- Leber: Hepar
- Gallenblase: Vesica fellea
- Niere: Ren
- Milz: Lien
- Bauchspeicheldrüse: Pankreas

Terminologie

- ▪ Darm: intestinum – hat mehrere Abschnitte
- Zwölffingerdarm: Duodenum
- Dünndarm: Leerdarm- Jejunum
  - Krummdarm- Ileum
- Dickdarm: Colon 3 Abschnitte
- S- Darm: Sigma
- Enddarm od. Mastdarm : Rektum
- Darmausgang/After: Anus

DIE ZELLE

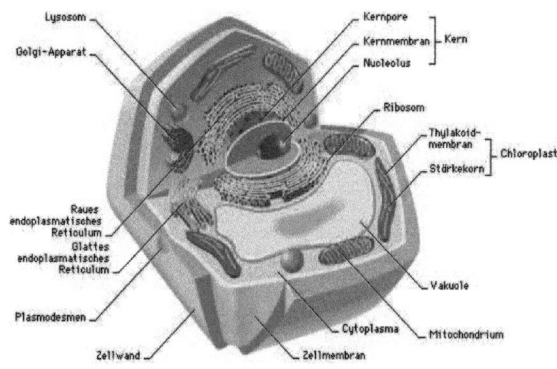

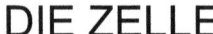

DIE ZELLE

- **Zytologie:** die Lehre von den Zellen
- "Die Zelle ist die kleinste selbstständig noch lebensfähige und vermehrungsfähige Einheit des menschl. Organismus"
- Ohne Zellen sind Wachstum, Empfindung, Fortpflanzung und Bewegung nicht möglich.
- Durch Zusammenschluss vieler Zellen kommt es zum Bau der Organe und des menschlichen Körpers.
- **Histologie:** die Lehre von den Geweben (mikroskopische Anatomie).

DIE ZELLE

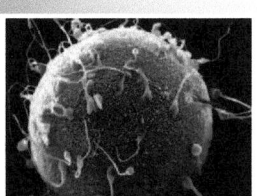

Zellarten:
- **Epithelzelle**
- **Bindegewebszelle (Knochen-, Knorpelzellen)**
- **Muskelzelle**
- **Nervenzelle**
- **Eizelle** (= größte menschliche Zelle; ca. 0,25mm sind gerade noch mit dem bloßen Auge sichtbar)
- **Samenzelle:** nur im Mikroskop sichtbar!

DIE ZELLE

- Grundstrukturen aller Körperzellen

- Zellmembran
- Zytoplasma oder Protoplasma
- Zellorganellen
- Zellleib
- Zellkern (Träger der Erbeigenschaften die Chromosomen) XX, XY
- Frau: 23 gleiche XX Chromosomenpaare
- Mann: 22 gleiche mit einem XY Geschlechtschromosomenpaar

Zellmembran

- Die Zellen sind von ihrer Umgebung durch die „Zellmembran" abgegrenzt.

- Die von der Zelle ausgeschiedenen Substanzen werden „Interzellularsubstanzen" genannt!

ZELLLEIB

- Besteht aus ¾ aus Wasser – der übrige Teil setzt sich aus:
- Eiweiß (Proteinen),
- Fetten (Lipiden),
- Zucker (Kohlenhydraten)
- und Salzen zusammen.

ZELLORGANELLEN

- In der Zellen befinden sich die Zellorganellen
- Mitochondrien – Energielieferanten für den Zellstoffwechsel (Kraftwerk der Zellen).
- Endoplasmatische Retikulum – sind alle Membransysteme in der Zelle
- Ribosomen – befinden sich an den Membranen – in den Ribosomen werden die Zelleiweiße aufgebaut

ZELLORGANELLEN

- Der Golgi- Apparat – hat die Funktion Sekrete z.B. Hormone, zu transportieren.
- Beteiligt am Aufbau der „Lysosomen"!

- In den Lysosomen finden die Zellverdauungsvorgänge statt!

Grundstrukturen der Zelle

- Mitochondrien (= Kraftwerke der Zelle)
- Ribosomen (= Eiweißherstellung)
- Das Endoplasmatische Retikulum = (Transportsystem)
- Raues -ER
- Glattes -ER
- Der Golgi Apparat (= Lagerung und Versand von reifen Proteinen)
- Die Lysosomen (= Verdauung)

ZELLKERN (Nukleus)

- Der Zellkern hat versch. Formen
- Er ist von einer Zellmembran umgeben
- Zellkern ist Verantwortlich für alle Stoffwechselvorgänge der Zelle

- Chem. Substanzen des Kernes sind:
- Ribonukleinsäure **RNA**- im Kernkörperchen
- Desoxyribonukleinsäure **DNA** – im übrigen Zellkern

DNA: Ablesen der Erbinformation in den
Chromosomen als spiralförmige Eiweißkette

CHROMOSOMEN

- Bestehen aus langen Ketten einzelner DNA
- Sind in einer genauen Reihenfolge angeordnet
- Bei der Zellteilung werden die Chromosomen voneinander getrennt!

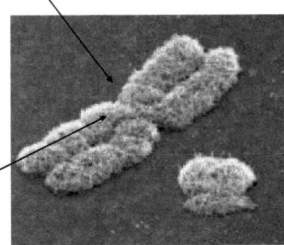

ZELLTEILUNG (Mitose)

- Nach der Aufspaltung kann die Erbinformation beider Eltern abgelesen und vermischt werden.

- Jeder Mensch besitzt seine für ihn typische Erbeigenschaften – diese sind einzigartig – werden als „genetischer Code" bezeichnet!!

ZELLTEILUNG

- Bei der Mitose teilt sich die Zelle in identische, erbgleiche Tochterzellen.

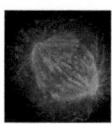 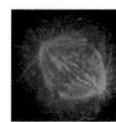

- <u>Voraussetzung:</u> Verdoppelung der DNA.

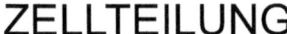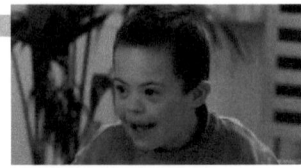

ZELLTEILUNG

- Beim Ablesen der Gene können Fehler auftreten.
- Die Korrektur erfolgt mit Hilfe der Reparatur Gene.
- Bei unvollständiger oder keiner Reparatur entstehen irreversible Erbkrankheiten, z.B. Down-Syndrom od. Trisomie 21!

ZELLTEILUNG

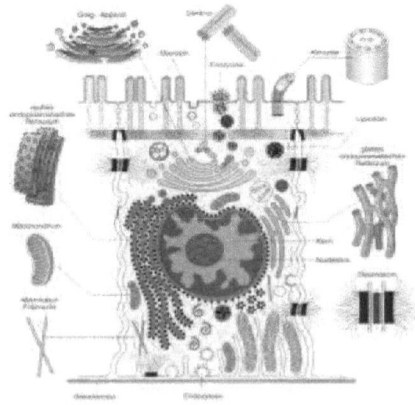

DAS GEWEBE

- **Definition**: Gewebe sind ein Verband von Zellen, wobei die Zellen _denselben_ Aufbau und _dieselbe_ Funktion haben.

  Gewebearten:

- **Epithelgewebe**
- **Binde- und Stützgewebe**
- **Muskelgewebe**
- **Nervengewebe**
- **Drüsengewebe**

EPITHELGEWEBE

- **Zellverbände,** die sowohl die äußeren, als auch die inneren Oberflächen und die Gefäßinnenfläche auskleiden.
- Epithelgewebe ist vom darunter liegenden Bindegewebe durch eine Basalmembran getrennt.

EPITHELGEWEBE

- Epithelgewebe ist ein flächenhaft ausgebildetes Gewebe.

- Es kleidet innere (Schleimhäute am Verdauungstrakt, Atemapparat, Harnsystem) und äußere Oberflächen (z.B. Haut) aus.

EPITHELGEWEBE

- **Aufgaben:**
- Schutzfunktion
- Aufnahme von Stoffen (Resorption) z.B. Epithel der Darmzotten
- Absonderungsfunktion (Drüsenepithel)
- Sinnesfunktion (Sinnesepithel z.B. Netzhaut des Auges).

EPITHELGEWEBE

<u>Je nach Form</u> der Epithelzelle wird von:

- Plattenepithel
- kubischem
- Zylinderepithel gesprochen

Die Zellen können in einer Schicht oder mehrschichtig übereinander liegen!

EPITHELGEWEBE

■ Epithelzellen tragen teilweise Flimmerhaare (z.B. Epithelzellen der Nasen,- Luftröhren und der Eileiterschleimhaut), um Sekret und kleine Fremdkörper zu transportieren!

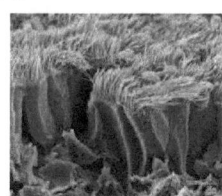

Hochprismatisches Flimmerepithel des Atmungstraktes

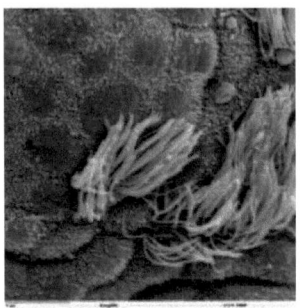 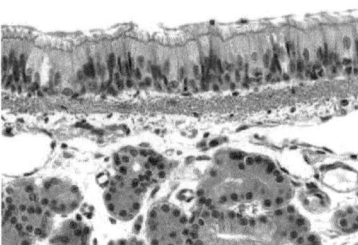

DRÜSENGEWEBE

- Drüsen sind Anhangsgebilde der Haut oder Schleimhaut, die Sekrete absondern.

- Drüsen entleeren ihr Sekret durch einen Ausführungsgang an eine innere **(Darm)** oder äußere **(Haut)** Oberfläche, so wird die Drüse mit äußerer Sekretion (**exokrine** Drüse) bezeichnet.

- Hat eine Drüse keinen Ausführungsgang und gibt ihr Sekret direkt ins Blut ab, so wird von einer Drüse mit innerer Sekretion (**endokriner** Drüse oder Hormondrüse) gesprochen.

DRÜSENGEWEBE

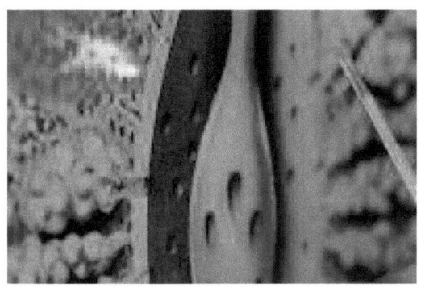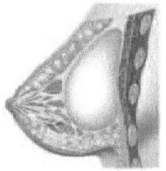

STÜTZGEWEBE

- Das Stützgewebe befindet sich dort im Körper wo Zug- und Druckfestigkeit sowie Elastizität gefordert sind.
- ***ARTEN:***
- Bindegewebe
- Fettgewebe
- Knorpelgewebe
- Knochengewebe

BINDEGEWEBE

- Kollagene oder elastische Fasern sind in der Zwischenzellsubstanz eingelagert.
- Lockeres Bindegewebe füllt die Räume zwischen den Organen auf.
- Abnorme Wasseransammlungen in Bindegewebe wie sie bei Herz, - oder Nierenerkrankungen vorkommen werden **„Ödeme"** (Wassersucht) genannt!

BINDEGEWEBE

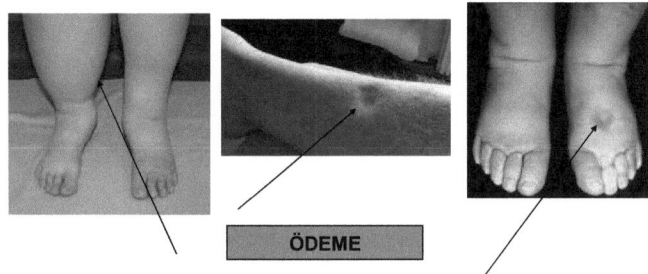

ÖDEME

FETTGEWEBE

- Die Zellen vom Fettgewebe enthalten zahlreiche kleine oder einen großen Fetttropfen.
- Das Fettgewebe ist vor allem ein Nährstoffdepot.
- Das Fettgewebe dient als Wärmeisolation und als Polster an mechanisch stark beanspruchten Stellen (z.B. Ferse und Gesäß)
- Die Fettkapsel der Niere dient als Fixierung der Nieren und als Schutzfunktion!

FETTGEWEBE

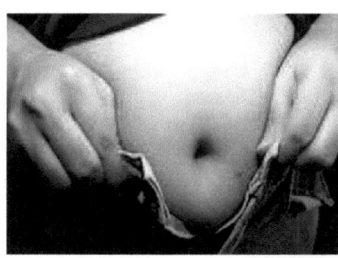 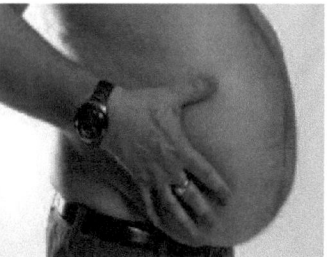

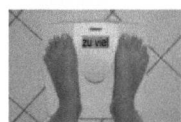

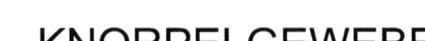

KNORPELGEWEBE

- Die Zellen des Knorpelgewebes sind besonders zug- und druckfest.
- Die Zwischenzellsubstanz ist stark entwickelt *(Condron).*
- Knochen und Gelenke sind mit Knorpelgewebe überzogen.
- *Knorpelspangen befinden sich an:*
- Luftröhre, Rippen& Brustbein, äußere Ohr, Nase, sind aus Knorpelgewebe!

KNORPELGEWEBE

Die Zwischenwirbelscheiben und die Menisken bestehen aus Faserknorpel, der aus Binde- und Faserknorpelgewebe besteht!

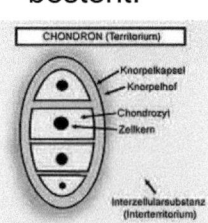

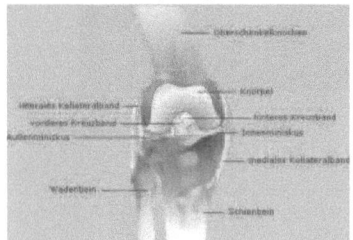

1

KNOCHENGEWEBE

- Knochengewebe besteht aus Knochenzellen und einer Zwischenzellsubstanz, die aus kollagenen Fasern und Kalksalzen aufgebaut ist.
- **Außenschicht der Knochen:**
- Kompaktes Knochengewebe: **Kortikalis**

  Innere Schicht der Knochen: Spongiosa mit Bälkchenknochengewebe!

KNOCHENGEWEBE

- Die Hohlräume des Bälkchenknochengewebes enthalten rotes (blutbildendes) Knochenmark.

- Der Knochen ist von der Knochenhaut (**Periost**) überzogen, welche Blutgefäße und Nerven mit sich führen und deshalb schmerzempfindlich ist!!

KNOCHENGEWEBE

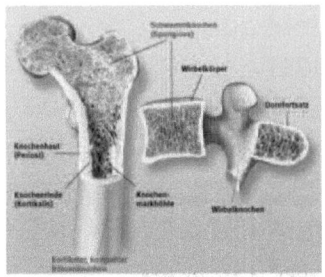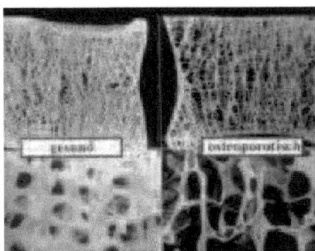

Grafik: W&B / @ infochart (P. Diehl)

MUSKELGEWEBE

- Die Zellen des Gewebes, auch Muskelfasern genannt, sind langgestreckt und spindelförmig.
- Sie haben die Fähigkeit sich zusammenzuziehen- Kontraktionsfähigkeit

Arten von Muskelgewebe:

- quergestreifte Muskulatur
- glatte Muskulatur
- Herzmuskelzellen

MUSKELGEWEBE

- Quergestreifte Muskulatur:
- Bilden den aktiven Bewegungsapparat
  z.B. Skelettmuskulatur- sind den Willen
  über das ZNS unterworfen.

  Die quergestreifte Muskulatur wird durch
  kurze oder längere Sehnen mit dem
  Knochen verbunden.

  Ringförmige Muskeln: z.B. Schließmuskel

MUSKELGEWEBE

- **Glatte Muskelzellen:**
- Sind die Muskulatur der inneren Organe
  z.B. Muskulatur des Magens, Darmes,
       Blase, Blutgefäße

  Sie werden vom **autonome** Nervensystem
  ausgelöst.

  Das heißt, dass sie vom Willen nicht
  beeinflusst werden können.

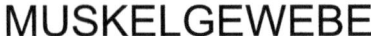

MUSKELGEWEBE

Herzmuskulatur

<u>Besonderheiten:</u>

Die Herzmuskulatur ähnelt im Aufbau der quergestreiften Muskulatur, ist aber dem Willen unabhängig, wie die glatte Muskulatur!

NERVENGEWEBE

- <u>Dazu gehören:</u>
- Gehirn
- Rückenmark
- Autonome Nervensystem

Das Nervensystem besteht:

- **Nervenzellen** (haben einen Zellleib mit speziellen Ausläufern, Dendriten- kurze Ausläufer, Neurit- ein langer Fortsatz
- **Nervenfasern**

NERVENGEWEBE

Dendriten:
- Empfangen die Erregung anderer Nervenzellen.

Neurit:
- Dient im wesentlichen der Reizleitung von der Nervenzellen zum Erfolgsorgan z.B. Muskel oder Gehirn.
- Eine große Anzahl von Neuriten (Nervenfasern) sind zu einer Art „Kabel" zusammengebündelt, dem eigentlichen Nerv.

NERVENGEWEBE

■ **Ein Nerv kann:**
- mechanisch
- thermisch
- chemisch
- elektrisch gereizt werden!

Aufzeichnung der z.B. elektrischer Ströme vom Gehirn werden mittels – **„EEG"-** Elektroenzephalogramm durchgeführt.

NERVENGEWEBE

EEG- Untersuchung

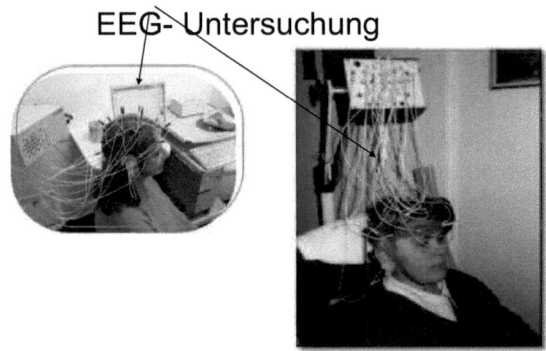

NERVENZELLE

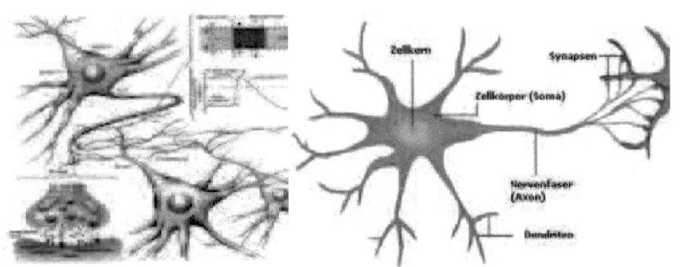

BEWEGUNGSAPPARAT

- **<u>Aufgabe und Funktion:</u>**

Der Bewegungsapparat setzt sich aus dem
Knochengerüst mit seinen gelenkigen
Verbindungen und den Muskeln
zusammen.

Das Skelett dient dem Körper als Stütze und
den inneren Organen als Schutz!

Knöchernes Skelett

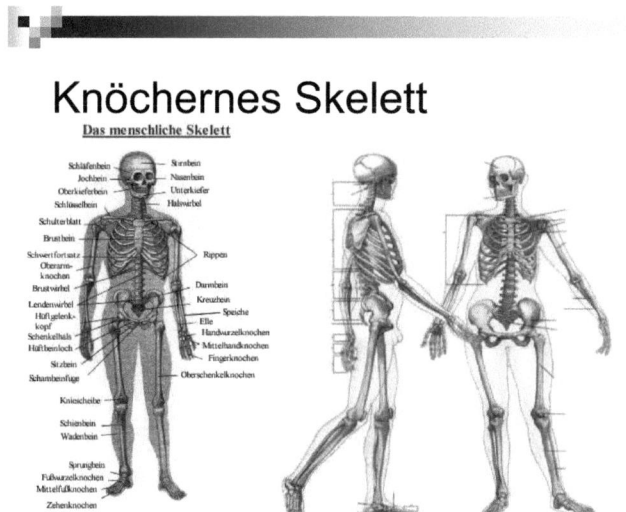

Das menschliche Skelett

Das Skelett des Menschen

- Lässt sich in:
- Das Schädelskelett
- Das Rumpfskelett
- Das Gliedermassenskelett einteilen.

Die Knochen besitzen je nach ihrer Funktion eine spezielle Form.

Ohne die Gelenke wäre eine Bewegung zwischen den Knochen nicht möglich!

Einteilung der Knochen nach ihrer Form

- Röhrenknochen- Unter- und Oberschenkel- Knochenmarkhaltig!
- platte Knochen- Schädelkapsel, Schulterblätter, Beckenknochen
- kurze Knochen- Hand – und Fußwurzelknochen
- unregelmäßig geformte Knochen- Gesichtsschädel, Stirnbein mit Stirnbeinhöhle, Siebbein mit Siebbeinhöhle

Gelenke

- Skelettknochen sind durch Haften miteinander verbunden – sind sog. falsche

  Gelenke die fast keine oder geringe Bewegung gestatten- Schädelnähte, Schamfuge
- Echte Gelenke: Erlauben eine gute Beweglichkeit – bestehen aus den Gelenksflächen die miteinander die Gelenke bilden. Diese sind mit Knorpeln überzogen

Echte Gelenke

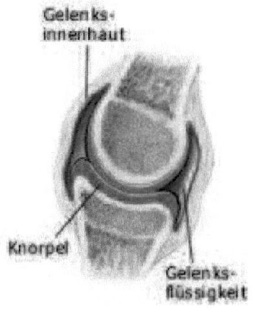

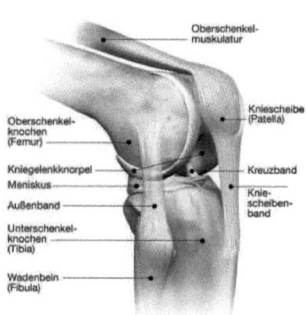

Gelenkstypen

- einachsiges Gelenk: Schaniergelenk- zB. Finger- und Zehengelenke, Ellbogengelenk
- zweiachsiges Gelenk: zB. Sattel- und Eigelenk- Daumengrundgelenk & Handgelenk
- vielachsiges Gelenk: zB. Kugelgelenk- Hüft- und Schultergelenk

Gelenkstypen

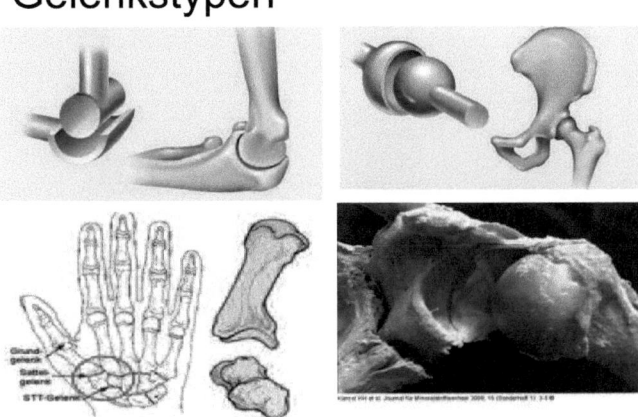

Schultergürtel und Schultergelenk

- Besteht aus dem Schlüsselbeinen & Schulterblättern
- Schlüsselbein: leicht S-förmig gebogen- steht in Verbindung mit dem Brustbein& Schulterblatt
- Schulterblatt: ein dreieckiger Knochen- an der Außenseite befindet sich eine kräftige Knochenleiste- Schulterblattgräte!

Schlüsselbeine & Schulterblätter

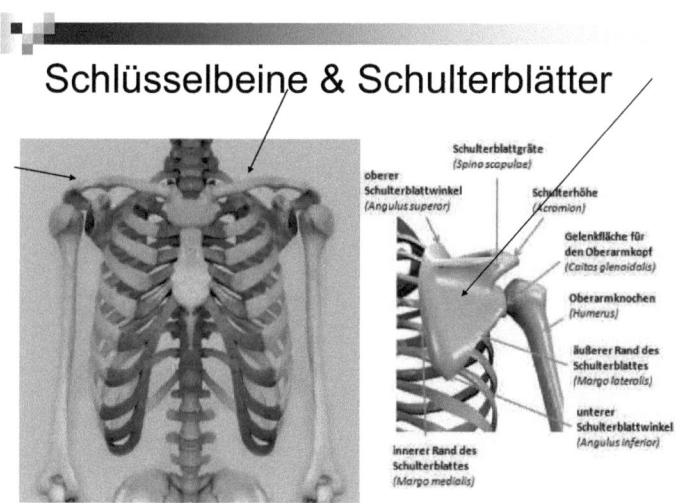

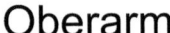

Oberarm

- Oberarmknochen – lat. Humerus – Röhrenknochen.
- Am Schaft sind einige Knochenvorsprünge und Leisten sichtbar – ansetzen der Muskeln.
- Das untere Ende vom Oberarm verbreitert sich zu den Gelenksrollen und Führungsrinnen, die das Ellbogengelenk bilden.

Oberarm

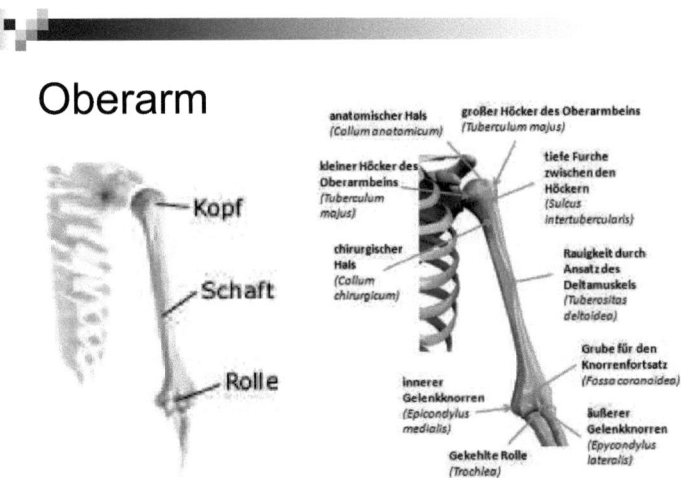

Unterarm

- Unterarm: 2 Röhrenknochen-
  Elle & Speiche (Ulna & Radius)

Elle: Kleinfingerseitig - Ulna

Speiche: Daumenseitig- Radius

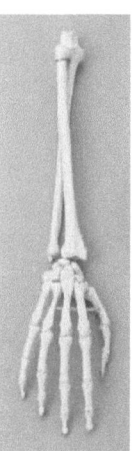

Handgelenk mit Handwurzel

- Das Handgelenk besitzt eine
  ungewöhnliche Beweglichkeit- verstärkt
  dadurch, dass die Handwurzelknochen
  untereinander gelenkige
  Verbindungen haben.

Hand und Finger

- Die 5 Mittelhandknochen sind Röhrenknochen. Dies bilden das Gerüst des Handtellers bzw. Handrückens.
- Die Fingerknochen sind Röhrenknochen
- Die Finger 2 – 5 besitzen 3 Fingerglieder – Grund, - Mittel, - Endglied.
- Der Daumen besteht aus 2 Gliedern,- Grund- und Endglied

Hand & Finger

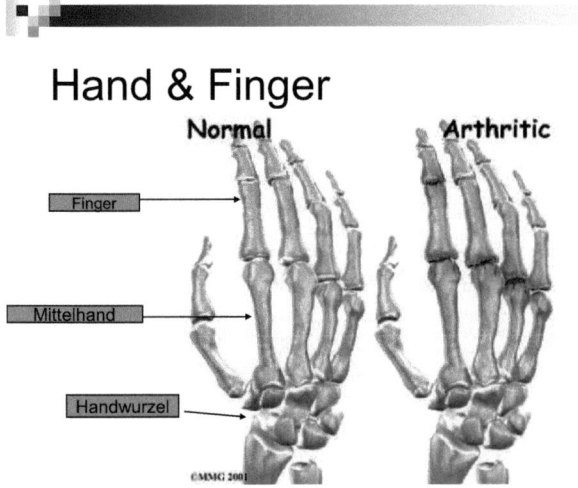

BECKEN

- Beckengürtel wir durch 2 – Hüftbeine und dem Kreuzbein gebildet.
- Im Hüftbein sind **3** Knochen miteinander verschmolzen:
1. Darmbein
2. Schambein
3. Sitzbein

BECKEN

- Weitere Unterscheidungen:
- Großes Becken: Bildet den Boden der Bauchhöhle, enthält hauptsächlich den Dick- und Dünndarm
- Kleines Becken: Unterhalb, Trichterförmig, enthält hauptsächlich die weiblichen Geschlechtsorgane, Harnblase und Mastdarm- Weite und Form der kl. Beckens – für Geburtshilfe von Bedeutung!

Das weibliche Becken ist daher breiter angelegt.

BECKEN

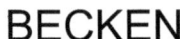

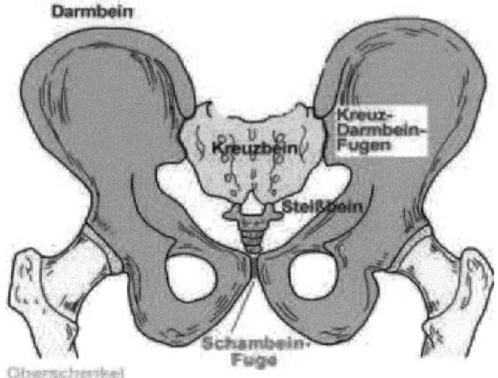

Oberschenkel & Hüftgelenk

- OS- Knochen- lat. Femur: größte und kräftigste Röhrenknochen des menschl. Skelettes- Markhaltig- Knochenernährung!
  Gefahr: Fettembolie bei OS- Brüchen!!
- Oberes Ende des OS- Knochen – Oberschenkelkopf bildet mit der Hüftgelenkspfanne das Hüftgelenk – Kugelgelenk
- OS- Kopf ist mit dem Schaft durch den Schenkelhals verbunden – ältere Menschen- häufig Oberschenkelhalsbruch!

Oberschenkel & Hüftgelenk

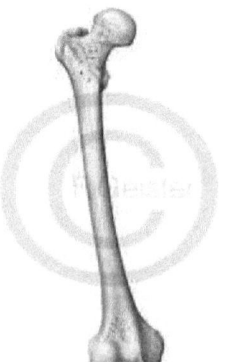

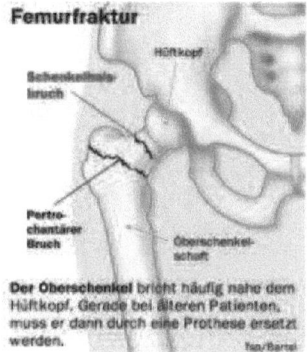

Femurfraktur

Hüftkopf

Schenkelhalsbruch

Pertrochantärer Bruch

Oberschenkelschaft

Der Oberschenkel bricht häufig nahe dem Hüftkopf. Gerade bei älteren Patienten, muss er dann durch eine Prothese ersetzt werden.

Kniegelenk

- Das Kniegelenk – SchaniergelenkGelenksflächen sind durch die Menisken aneinander angepasst.
- Seitenbänder halten das Gelenk straff.
- Kreuzbänder liegen innerhalb des Kniegelenks und verhindern eine Überstreckung des Gelenkes.
- Die Kniescheibe liegt vor dem Kniegelenkverbunden mit Sehnen am 4köpfigen Oberschenkelmuskel und mit der Kniescheibensehne zum Schienbeinknochen verbunden. Kniescheibe – lat. Patella!

Kniegelenk

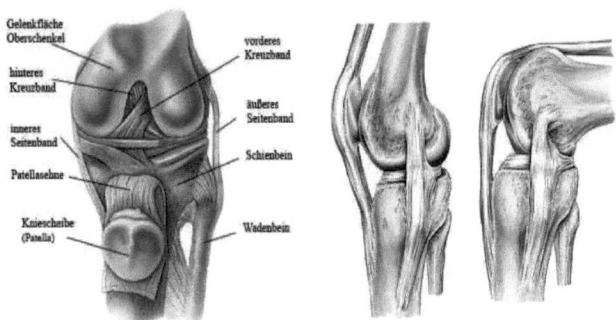

Gelenkfläche Oberschenkel
hinteres Kreuzband
inneres Seitenband
Patellasehne
Kniescheibe (Patella)
vorderes Kreuzband
äußeres Seitenband
Schienbein
Wadenbein

Unterschenkel & Sprunggelenk

Besteht aus 2 Röhrenknochen:

1. Schienbein: lat. Tibia
2. Wadenbein: lat. Fibula

Schienbein bildet am inneren unteren Ende den Innenknöchel

Wadenbein bildet am unteren äußeren Ende den Außenknöchel – zusammen mit dem Schienbein die Gabel für das Fußgelenk!

Unterschenkel & Sprunggelenk

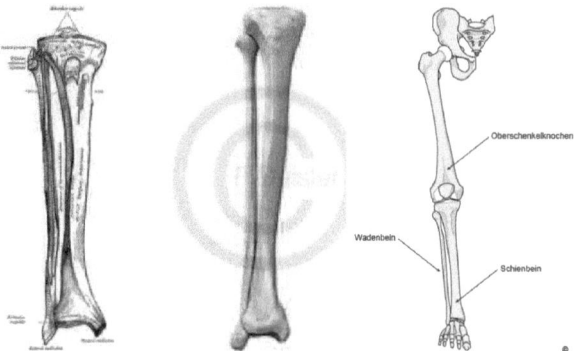

Fuß

- Fußwurzelknochen sind durch zahlreiche Gelenke miteinander verbunden.
- Fußwurzel- und Mittelfußknochen bilden das Fußgewölbe – für Statik, Gehen, Stehen – Körpergewicht ruht hauptsächlich am Fußgewölbe.
- Oberes Sprunggelenk
- Unteres Sprunggelenk: Fersen- und Kahnbein
- Zehenknochen sind wie die Fingerknochen- kleine Röhrenknochen
- Großzehe: 2 Glieder
- Zehen 2 - 5: 3 Glieder Grund-Mittel-Endglied - Scharniergelenke

Fuß

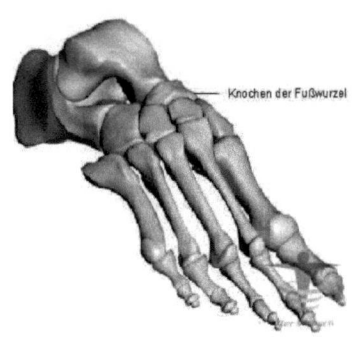 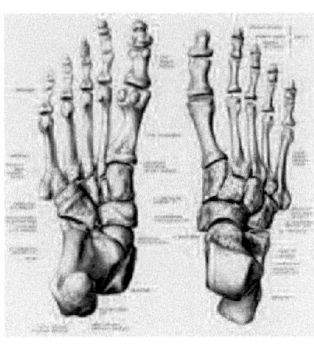

Knochen der Fußwurzel

WIRBELSÄULE

- Bildet die bewegliche Achse des Skelettes und umschließt ein wichtiges Zentralorgan, das Rückenmark, WS trägt den Schädel mit dem Gehirn!
- WS besteht aus:
- 7 Halswirbel- Halswirbelsäule / HWS
- 12 Brustwirbel- Brustwirbelsäule / BWS
- 5 Lendenwirbel- Lendenwirbelsäule / LWS
- Kreuzbein: 5 zusammengewachsenen Wirbeln
- Steißbein: 3 – 4 zusammengewachsenen - verkümmerte Wirbel – unteres Ende der WS.

Kreuzbein / Steißbein

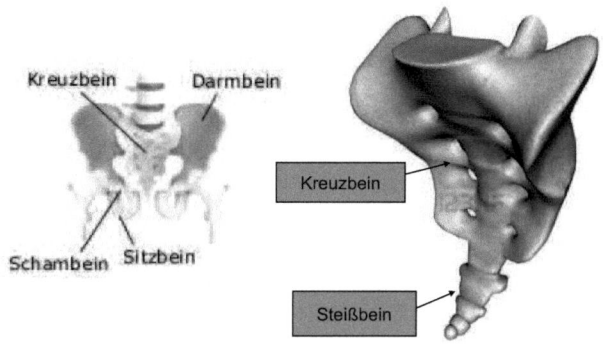

WIRBELSÄULE

- WS zeigt eine S-förmige Krümmung
- HWS und LWS Bereich- verläuft nach hinten konkav- Lordose- Hohlkreuz
- BWS Bereich verläuft konvex – Kyphose vgl. Buckel
- Sichtbare Krümmungen von vorne gesehen- Skoliose – Krankhafte Veränderung!

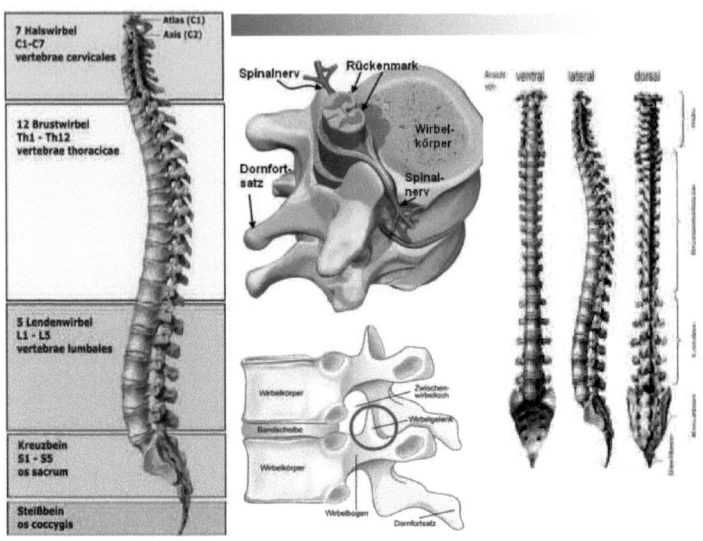

WIRBELSÄULE

- Zwischen den Wirbeln – befinden sich die Zwischenwirbelscheiben – **Bandscheiben**
- Bandscheiben- bestehen aus Faserknorpeln- Mitte weichen Kern!
- Bandscheiben verbinden die einzelnen Wirbel im Sinne einer Knorpelhafte, wirken ausgleichend und dämpfen den Belastungsstoß– zB.: hüpfen, springen,….

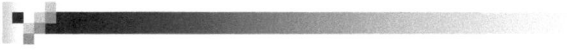

Bandscheiben

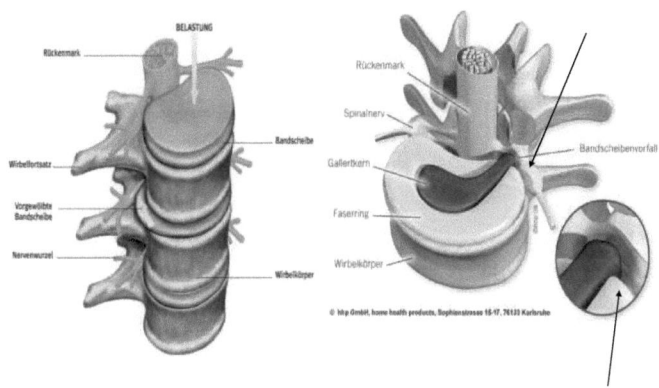

BELASTUNG

Rückenmark

Wirbelfortsatz

Vorgewölbte
Bandscheibe

Nervenwurzel

Bandscheibe

Wirbelkörper

Rückenmark

Spinalnerv

Gallertkern

Faserring

Wirbelkörper

Bandscheibenvorfall

© hkp GmbH, home health products, Sophienstrasse 16-17, 76133 Karlsruhe

WIRBELSÄULE

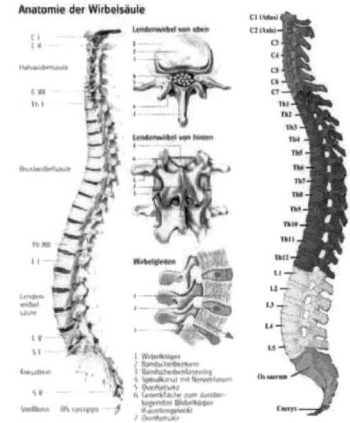

Anatomie der Wirbelsäule

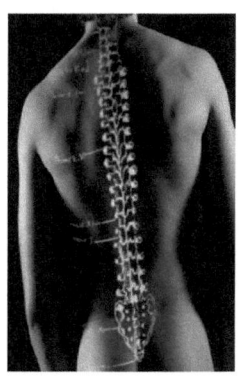

WIRBELSÄULE

- Ausnahme des 1. und 2. Wirbels sind alle Wirbel gleich aufgebaut:
- Bestehen aus:
- Wirbelkörper
- Wirbelbogen – umschließt das Wirbelloch
- Dornfortsatz
- Querfortsätze: 2 obere und 2 untere Gelenksfortsätze
- Wirbellöcher bilden den Rückenmarkskanal

WIRBELKÖRPER

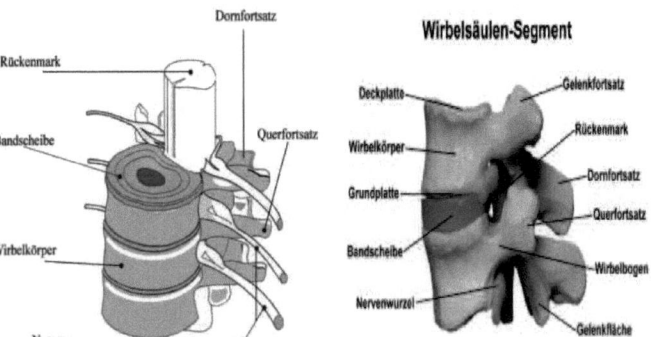

1. Halswirbel - Atlas

- Ringförmige Struktur – trägt die beiden Gelenksflächen für die Gelenkshöcker des Hinterhauptbeines.
- Durch die Gelenke- Beugung des Kopfes nach vorne und hinten möglich!
- Der Körper des **2. Halswirbels** (Axis) trägt oben einen Zahnförmigen Einsatz- (Dens axis)- ragt in den Ring des Atlas hinein.
- Um den Zahn dreht sich der Atlas – und zugleich der Schädel.
- Der 2. HW – ist somit ein Drehgelenk!

1 & 2 Halswirbel / Atlas & Axis

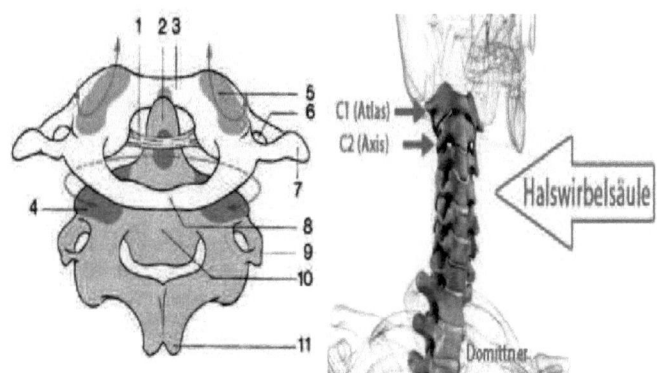

BRUSTKORB

- Der Brustkorb wir aus 12 Rippenpaaren, dem Brustbein, und der Brustwirbelsäule gebildet.
- Der Brustkorb umschließt schützend die in der Brusthöhle und im oberen Teil der Bauchhöhle gelegenen Organe.
- 7 Oberen Rippenpaare erreichen vorne das Brustbein und werden „echte" Rippen genannt.
- Die 5 unteren Rippenpaare gehen in den Knorpel der nächst höheren Rippe über oder ragen frei in die Rumpfmuskulatur.

BRUSTKORB

- Brustbein: platter, schwertförmiger Knochen.
- Unten befindet sich der Schwertfortsatz
- Der Brustkorb dehnt sich beim Heben der Rippen nach oben aus – Einatmung
- Verkleinerung nach absinken der Rippen- Ausatmung

BRUSTKORB

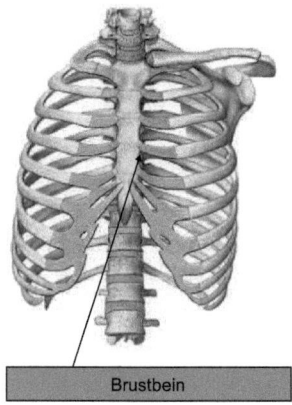

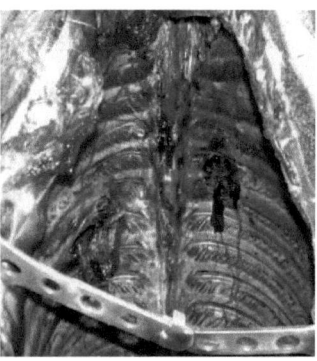

Brustbein

SCHÄDEL

- Der knöcherne Schädel wird in Gehirn- und Gesichtsschädel eingeteilt.
- Er umschließt schützend das Gehirn und die Sinnesorgane
- GEHIRNSCHÄDEL besteht aus:
- Schädeldach
- Schädelbasis

Besteht aus folgenden platten Knochen:

- Stirnbein
- 2 Scheitelbeine
- 2 Schläfenbeine
- 1 Hinterhauptbein

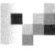

Bewegungsapparat

Schädelskelett

SCHÄDEL

- Siebbein: beteiligt an der Bildung der Nasen- und Augenhöhlen.
- Durch das Siebbein ziehen die Riechfäden durch. Siebbein –OP – HNO!
- Keilbein: Zentrum der Schädelbasis
- Hinterhauptbein: umrandet das große Hinterhauptloch, durch welches das Rückenmark zum Rückenmarkskanal zieht

SCHÄDEL

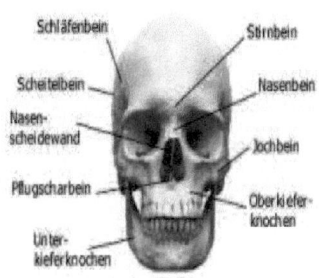

Schläfenbein
Stirnbein
Scheitelbein
Nasenbein
Nasen-
scheidewand
Jochbein
Pflugscharbein
Oberkiefer-
knochen
Unter-
kieferknochen

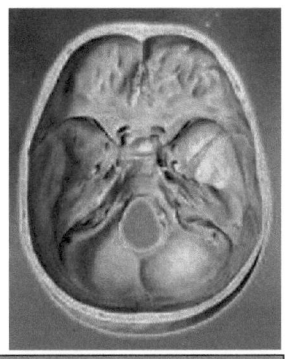

Schädelbasis mit Hinterhauptsloch

SCHÄDELBASIS

Vordere Schädelgrube

- Stirn- und Riechhirn

Mittlere Schädelgrube

- 2 Schläfenlappen des
  Gehirns

Hintere Schädelgrube

- Kleinhirn und Brücke

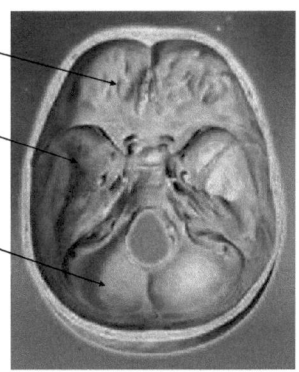

GESICHTSSCHÄDEL

- Oberkieferknochen
- Unterkieferknochen
- Jochbeine
- Nasenbeine
- Scheitelbeine
- Schläfenbeine
- Stirnbein
- Pflugscharbein
- Tränenbeine – Dach der Nasenhöhle nach hinten

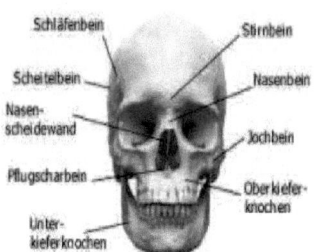

MUSKULATUR

- Muskelzellen können durch Reize erregt werden und sich als Reaktion darauf verkürzen.
- Die aktive Bewegung des Körpers erfolgt durch die Muskulatur
- Bewegung der Muskeln:
- Beugen – Strecken
- Anziehen – Abspreizen
- Einwärts- drehen – Auswärts- drehen

MUSKULATUR

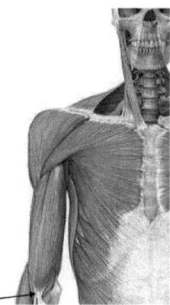

- <u>Muskel besteht aus:</u>
- Muskelbauch
- Ursprungssehne
- Ansatzsehne

Sehnen sind aus straffen Bindegewebe aufgebaut!

MUSKULATUR

Merke:

Jedem Muskel und jeder gleichsinnig arbeitenden Muskelgruppe wirkt ein anderer Muskel oder eine Muskelgruppe entgegen.

Ziehen sich die einen zusammen, so werden dadurch die anderen gedehnt.

Synergisten: gleichsinnig arbeitende Muskeln

Antagonisten: **gegen**sinnig arbeitende Muskeln

BLUT

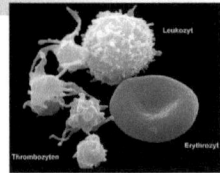

- <u>Aufgaben und Funktion:</u>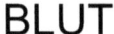
- Mittelpunkt aller Lebensvorgänge!!!

- Flüssiges Organ

- Aufgrund der Zusammensetzung erfüllt es vielfältige Aufgaben.

BLUT

- <u>Transportfunktion:</u> Nährstoffe, Hormone, Enzyme, Vitamine werden zu den Zellen durch das Blut transportiert.

<u>Abbauprodukte des Stoffwechsels wie:</u> Kohlendioxid, Harnstoff und Wasser bringt das Blut zu den Ausscheidungsorganen: Lunge, Nieren

BLUT

- **Wärmeausgleich:** Körpertemperatur wird gewährleistet!
- **Abwehrfunktion:** Schadstoffe und Krankheitserreger bekämpfen!!

Alle Organe werden durch das Blut zu einer funktionellen Einheit verbunden.

BLUT

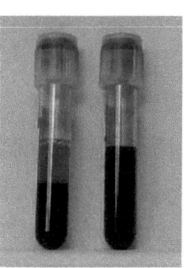

Bestandteile des Blutes:
- Blutplasma
- Blutzellen

Blutbestandteile:
- 49% Wasser
- 1,1% Fett, Zucker, Kochsalz
- 4,4% Eiweiß (Proteine)
- 42,8% rote Blutkörperchen (Erythrozyten)
- 0,1% weiße Blutkörperchen (Leukozyten)
- 2,1% Blutplättchen (Thrombozyten)

Blutzellen oder Blutkörperchen

Es wird unterschieden zwischen:
- Rote Blutkörperchen: Erythrozyten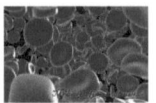

- Weiße Blutkörperchen: Leukozyten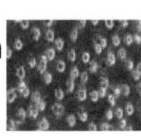
  (Granulozyten, Lymphozyten,
  Monozyten)

- Blutplättchen: Thrombozyten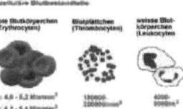

Rote Blutzellen

- Stellen die Hauptmasse der Blutzellen dar:
  1 mm3 Blut: 4,5 – 5 Mill. Erythrozyten.
  Reife rote Blutzellen haben keinen Kern und
  eine begrenzte **Lebensdauer**: ca. 3 Mon.
  Werden daher stets neu gebildet:
  Neubildung: im roten Knochenmark

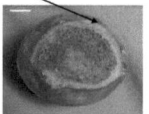

Abbau der roten Blutzellen

<u>Abbau:</u> nach ca. 3 Monaten werden die
Erythrozyten in der Leber und Milz
abgebaut
In der Leber entsteht durch den Abbau der Gallenfarbstoff: **„Bilirubin"**!

In den Erythrozyten findet sich ein Farbstoff: Hämoglobin – enthält u.a.
„Eisen"!

<u>Aufgabe:</u> Die Aufnahme von Sauerstoff in der Lunge
aus der eingeatmeten Luft aufzunehmen,
ins Gewebe zu transportieren – Abgabe an die
Gewebezellen – Sauerstoffversorgung!

Weiße Blutzellen

- Weiße Blutkörperchen sind im Gegensatz zu den roten – farblos, unterscheiden sich von der Zahl, Größe, Bauart & Aufgabe
- Anzahl: ca. 4500 – 10.000/mm/3 Blut
- Leukozyten haben einen Zellkern- können Zelltrümmer und Bakterien umfließen - in sich aufnehmen und unschädlich machen- „Phagozytose"!

Blutplättchen

- Thrombozyten sind winzige, farb- und kernlose Zellkörperchen, - wichtig für die „Blutgerinnung"!
- Entstehung aus dem Knochenmark
- Befinden sich im strömenden Blut
- <u>Anzahl:</u> 200.000 – 450.000/mm3 Blut

Blutgerinnung

- Blutgerinnung ist ein lebenswichtiger Prozess, der in Phasen abläuft.
- Dient der Blutstillung nach Verletzungen
- Die Gerinnung kommt durch das Fasernetz bildende Protein zustande – welches „**FIBRIN**" genannt wird!
- Die Gerinnung beginnt mit dem Moment in dem das Blut aus dem Gewebe austritt.

BLUTGRUPPEN

<u>Blutgruppen:</u> Sind erblich bedingte Eigen-
schaften von Blutbestanteilen
die sich mit Hilfe von
Antikörpern nachweisen lassen
<u>Blutgruppen:</u> A, B, AB, O

Blutgruppe O: Universalspender für alle
anderen Blutgruppen!
In der Regel aber immer nur gleiche Blutgruppen
verabreichen!!

BLUTGRUPPEN

Blutgruppen

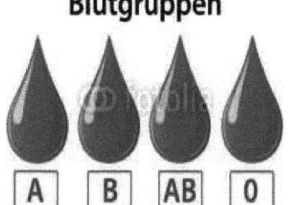

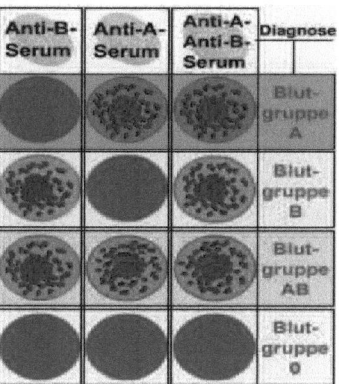

HERZ & KREISLAUF

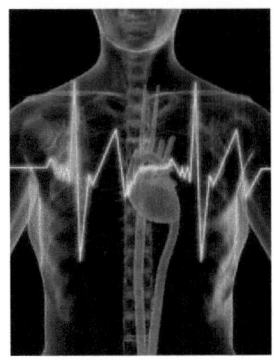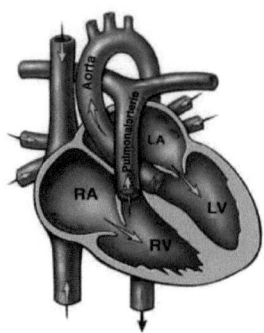

HERZ & KREISLAUF

Aufgabe und Funktion:

Den Organismus mit allen

lebensnotwendigen Stoffen zu versorgen
und die im Stoffwechsel entstehenden
Abfallprodukte den
Ausscheidungsorganen zuzuführen!!

(Darm, Niere, Leber, Lunge)!

Das Blut durchströmt den Körper in einem
geschlossenen System.

HERZ & KREISLAUF

- **<u>Unterschieden wird:</u>**
- - Großer Kreislauf - Körperkreislauf
- - Kleiner Kreislauf – Lungenkreislauf
- - Pfortaderkreislauf

Die Organe sind im Kreislaufsystem über die
Arterien und Venen mit dem Herz verbunden!

Arterien: – Hochdrucksystem

Venen: - Niederdrucksystem

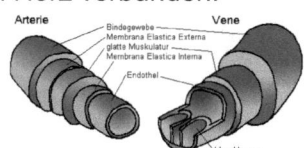

HERZ

Das Herz ist ein muskuläres Hohlorgan, es
besteht aus 4 Hohlräumen.

Als Motor des Kreislaufes sorgt es für die
gleichmäßige Zirkulation des Blutes im
Körper!

HERZ

Lage: Liegt innerhalb des Brustkorbes im Mittelfellraum (Mediastinum)!

Form: Abgestumpfter Kegel mit abwärts gerichteter Spitze.

Größe: entspricht *etwa* der Faust seines Trägers!

HERZ

Die 3 Schichten der Herzwand:

1. Herzinnenhaut: Endokard
2. Herzaußenhaut: Epi- und Perikard
3. Herzmuskel: Myokard

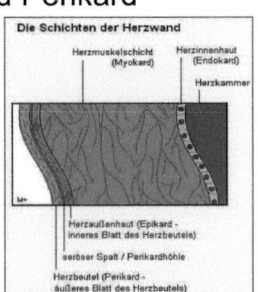

HERZ

Das Herz ist von einem bindegewebigen doppelwandigen Beutel, dem Herzbeutel umgeben.

Die innere Beutelwand (Endokard) ist fest mit dem Herzen verwachsen, die äußere (Epikard) liegt dem Herzen lose auf!

Dazwischen befindet sich etwas wässrige Flüssigkeit, die ein reibungsloses Gleiten der während der Herztätigkeit ermöglicht!

Die eigentliche Wand des Herzens besteht aus einem spezialisierten Muskelgewebe (Myokard) – Sonderstellung zwischen quergestreifter- und glatter Muskulatur!

HERZ

Im Bereich des linken Herzens ist die Muskelschicht am dicksten, in den Vorhöfen am schwächsten!

Durch die längsverlaufende Herzscheidewand (Septum) ist das Herz in eine rechte und linke Hälfte eingeteilt.

Die Hälften sind ihrerseits durch Klappen geteilt, so dass *jede Herzhälfte* aus einem Vorhof und einer Kammer besteht!

HERZ

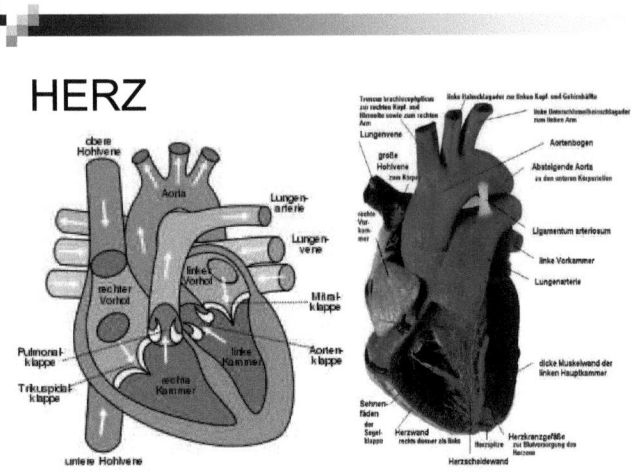

HERZKLAPPEN

Die Herzklappen regeln als Ventile die Richtung des Blutstromes im Herzen.

Sie werden aus einer Doppelung der Herzinnenhaut gebildet und hängen wie Segel in die Kammern hinein!

Gehalten werden die Klappen von Sehnenfäden die in den Kammerwänden verankert sind!

HERZKLAPPEN

Die Klappe zwischen den rechtem Vorhof und
rechter Kammer – wird von 3 Segeln gebildet.
<u>Bezeichnung:</u> 3 zipfelige Segelklappe –
Trikuspidalklappe!

Die Klappe zwischen den linken Vorhof und der
linken Kammer – wird von 2 Segeln gebildet.
<u>Bezeichnung:</u> 2 zipfelige Segelklappe –
Mitralklappe!

HERZ

Das Herz zieht sich rhythmisch zusammen
und erschlafft wieder.
<u>**Die Begriffe hierfür sind:**</u>
- Systole: (Kontraktion)!
- Diastole: (Erschlaffung)!

<u>_**Bedeutung für die Blutdruckmessung!**_</u>

Anpassungsfähigkeit des Herzmuskels

Das Herz kann sich an bestimmte
  Situationen und Anforderungen anpassen.
- körperlich schwere Arbeit
- Sport, Bewegung

Anstieg des Bedarfs an Sauerstoff und
  Nährstoffen in der Muskulatur, der über
  den Blutkreislauf abgedeckt werden muss.

Anpassungsfähigkeit des Herzmuskels

Während der Ruhe: ca. 5 Liter Blut pro Min.
                    durch das Herz!
Bei mäßiger Anstrengung: ca. 14 Liter / Min.
Bei Höchstleistungen: ca. 21 Liter / Min.

Das bedeutet, dass sich das Herz stärker
  und häufiger kontrahieren muss.

1

Reizleitungssystem

- Herzmuskel arbeitet automatisch!!
- Reize für die Herztätigkeit werden im Herz selbst gebildet durch Muskelfasern – dem Reizleitungssystem!
- RLS – gliedert sich in mehrere Abschnitte:

- Sinusknoten (Keith-Flack-Knoten) – Ausgangspunkt für alle Reize der Herzkontraktion – auch als Schrittmacher des Herzens bezeichnet!

Reizleitungssystem

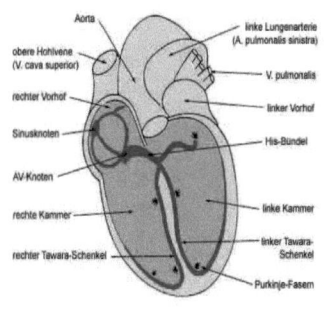
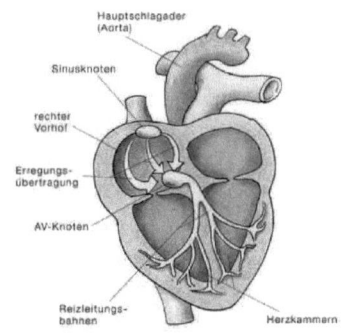

Blutzirkulation im Herzen

- Der Weg der Blutzirkulation beginnt im rechten Vorhof – sammelt sich das venöse Blut (sauerstoffarme – kohlendioxidreiche Blut).
- <u>Zuführende Gefäße sind:</u>
- Obere Hohlvene (Kopf, und Arme)
- Untere Hohlvene (unter Körperabschnitte und Organe).

Blutzirkulation im Herzen

- Während sich der rechte Vorhof zusammenzieht (Vorhofsystole) – wird das Blut durch die geöffnete Trikuspidalklappe in die erschlaffte rechte Kammer gebracht.
- Kontrahiert sich die rechte Kammer- (Kammersystole) – treibt das Blut über die geöffneten Taschenklappen in die Lungenarterie.
- Lungenarterie führt das Blut in die Lungen- Aufnahme von Sauerstoff und Abgabe von Kohlendioxid.

Blutzirkulation im Herzen

- Über die Lungenvene – sauerstoffreiches Blut zurück in den linken Vorhof des Herzens.
- Durch die 2-zipfelige Segelklappe durch in die linke Herzkammer.
- Durch Kontraktion der linken Kammer – strömt das sauerstoffreiche Blut durch die Aortenklappen in die große Körperschlagader – **AORTA** von der alle arteriellen Gefäße abgehen
- Rechte und linke Herzhälfte arbeiten Seitengleich

Blutzirkulation im Herzen

- <u>MERKE</u>:
- Füllung und Entleerung sind immer ein Herzschlag – wiederholen sich beim Erwachsenen Menschen in der Minute ca. 60 – 70mal = Herzfrequenz/Puls!
- Bei **<u>körperlicher Belastung steigt der Sauerstoffbedarf des Körpers</u>** und verlangt daher eine gesteigerte Herztätigkeit!

Blutzirkulation im Herzen

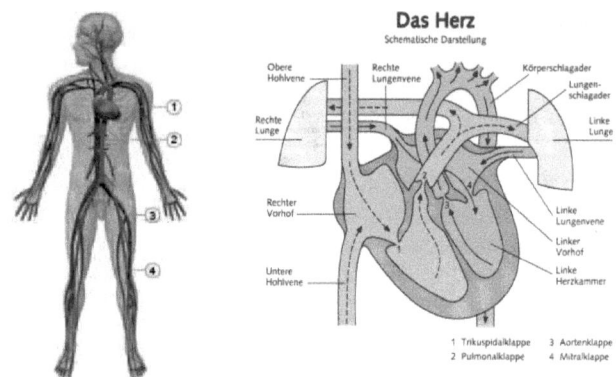

Das Herz
Schematische Darstellung

Obere Hohlvene — Rechte Lungenvene — Körperschlagader — Lungenschlagader — Rechte Lunge — Linke Lunge — Rechter Vorhof — Linke Lungenvene — Linker Vorhof — Untere Hohlvene — Linke Herzkammer

1 Trikuspidalklappe 3 Aortenklappe
2 Pulmonalklappe 4 Mitralklappe

GEFÄßE

- **Das Gefäßsystem besteht:**
- Arterien
- Venen
- Kapillaren

Aufgabe:

- Transport von Blut durch den menschlichen Organismus!

Arterien/Schlagadern

- Sind Gefäße, die das Blut vom Herz wegführen.
- Transportieren im großen Kreislauf sauerstoffreiches Blut
- **Aufbau:**
- muskelkräftig
- besonders elastisch

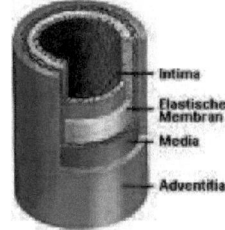

Venen

- Besitzen zur Verbesserung ihrer Funktion Klappen – Venenklappen!
- Venen führen das sauerstoffarme mit Abbaustoffen beladenes Blut zum Herzen

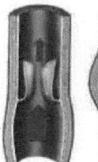 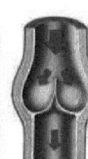 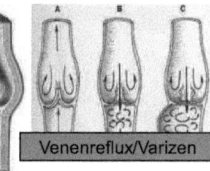 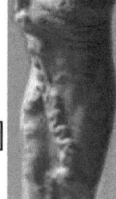 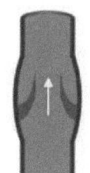 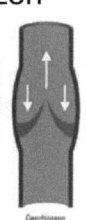

Venenreflux/Varizen

Kapillaren

- Feinste Aufzweigungen der Blutgefäße im Organismus.
- In den Kapillaren findet der Sauerstoffaustausch in den Geweben statt.
- Bilden den Übergang von den Arterien zu den Venen

Kapillarennetz

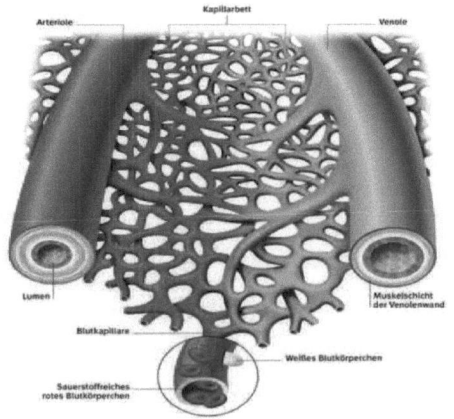

Aorta/Stammgefäß der Arterien

- Große Körperschlagader - Aorta
- Entspringt aus der linken Herzkammer
- Im Bereich der Aortenklappen entspringen die beiden Herzkranzgefäße – Koronararterien – für die **Ernährung** und **O2 – Versorgung** des Herzens.
- Die Aorta bildet den Aortenbogen – abgehen der Gefäße für Kopf, Hals und Arme

AORTA

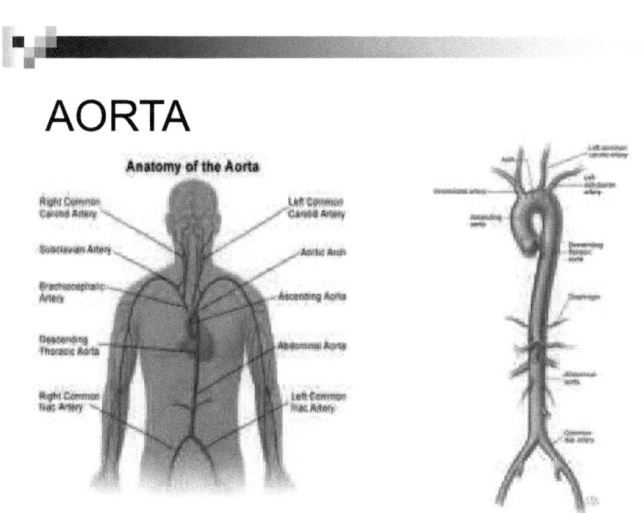

Lymphatisches System

- Lymphknoten und Lymphbahnen sind Teile des lymphatischen Systems.
- **Dazu gehören noch:**
- Milz
- Thymus (Bries)
- lymphatisches Gewebe im Rachen
- lymphatisches Gewebe im Verdauungstrakt

MILZ

- Bohnenförmiges Organ
- **Gewicht:** ca. 150 g
- **Lage:** im linken Oberbauch unterhalb des Zwerchfells
- Teil des lymphatischen Systems
- Abbau der roten Blutkörperchen
- Speicherung von Eisen zum Neuaufbau der Erythrozyten
- Bildung von Lymphozyten & Abwehrstoffe

MILZ

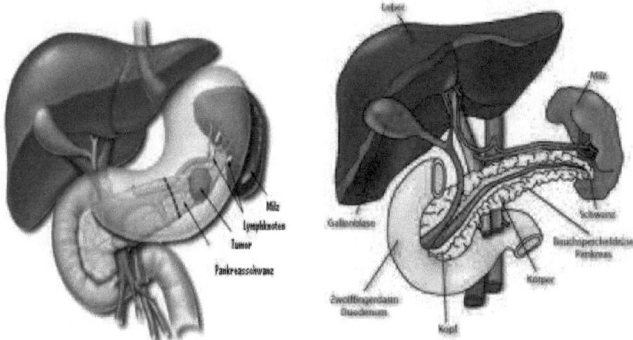

VERDAUUNGSORGANE

- Der Verdauungstrakt ist mit einem langem „Rohr" oder „Schlauch" vergleichbar, der von der Mundhöhle bis zum After führt!
- An der Verdauung beteiligte Organe:
- Magen
- Bauchspeicheldrüse
- Leber

Produktion der Verdauungssekrete – Umwandlung der Nahrungsstoffe in körpereigene Substanzen wird als „Stoffwechsel" bezeichnet.

VERDAUUNGSORGANE

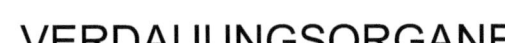

- **<u>Aufgaben der Verdauungsorgane:</u>**
- Nahrung aufzunehmen & zerkleinern
- Nahrung chem. in eine Form bringen-
  damit sie vom Körper aufgenommen
  werden kann.
- Unverdauliche Bestandteile werden in
  Form von – „Kot und Urin" ausgeschieden.

VERDAUUNGSORGANE

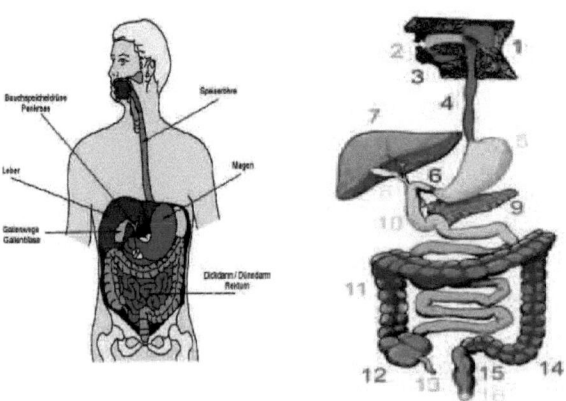

Mundhöhle

- Eingangspforte zum Verdauungstrakt
- Nahrung wird mit den Zähnen und der Zunge zerkleinert
- Durch den Speichel der Speicheldrüse wird die Nahrung in der Mundhöhle schon angedaut!
- <u>**Zur Mundhöhle gehören:**</u>
- Lippen, Wangen, Mundboden, harter & weicher Gaumen
- Mundhöhle geht in den Rachenraum über – Rachenbogen- dazwischen liegen die Gaumenmandeln – lymphatisches Gewebe!

Mundhöhle

- <u>**In der Mundhöhle befinden sich:**</u>
- Zähne
- Zunge
- Speicheldrüsen

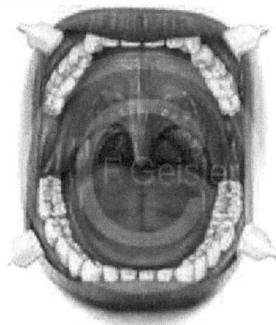

ZÄHNE

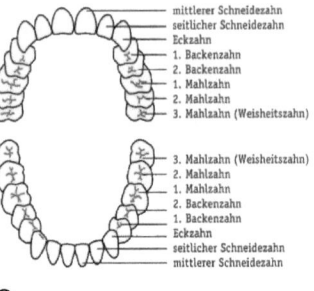

mittlerer Schneidezahn
seitlicher Schneidezahn
Eckzahn
1. Backenzahn
2. Backenzahn
1. Mahlzahn
2. Mahlzahn
3. Mahlzahn (Weisheitszahn)

3. Mahlzahn (Weisheitszahn)
2. Mahlzahn
1. Mahlzahn
2. Backenzahn
1. Backenzahn
Eckzahn
seitlicher Schneidezahn
mittlerer Schneidezahn

- **Aufgabe:**
- Nahrung abzubeißen
- Zerkleinern
- Zerquetschen

Gebissarten:
- Milchgebiss: 20 Zähne
- Dauergebiss: 32 Zähne
- Falsches Gebiss (Zahnprothesen)

ZÄHNE

- **Zahntypen:**
- Schneidezähne
- Eckzähne
- Backenzähne - Mahlzähne

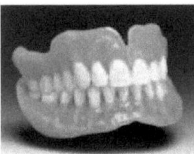

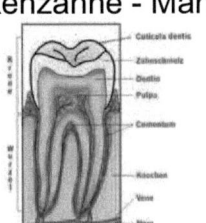

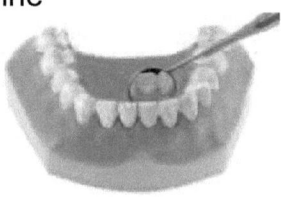

ZUNGE

- Muskulöses Organ – von Schleimhaut überzogen und gut formbar!
- **Zunge ist beteiligt am:**
- Kauen und Schlucken
- Saugen und Sprechen
- Reinigung der Mundhöhle
- Geschmacksempfinden: süß, sauer, bitter, salzig

Speicheldrüsen

- Mundspeichel für die Verarbeitung und Durchfeuchtung der Nahrung wichtig!
- **Wichtiges Ferment:** *„Ptyalin"* – dadurch wird die Kohlenhydratverdauung im Mund eingeleitet!
- **Arten der Speicheldrüsen:**
- Ohrspeicheldrüsen
- Unterkieferspeicheldrüsen
- Unterzungendrüse

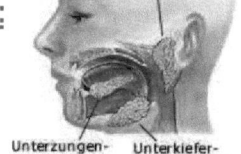

Speiseröhre - Ösophagus

- 22 – 25 cm langer Muskelschlauch
- Die Nahrung wird durch Kontraktionsbewegung in den Magen transportiert.
- <u>Lage:</u>

Im Mittelfellraum hinter der Luftröhre und vor der Wirbelsäule.

Weiterer Verlauf durch das Zwerchfell in die Bauchhöhle bis zum Mageneingang!

Wand der Speiseröhre ist durch eine Schicht glatter Muskulatur aufgebaut.

MAGEN

- Der Magen ist ein mit Schleimhaut ausgekleidetes, muskulöses und sackähnliches Hohlorgan.
- Weiterführung der Verdauungsarbeit welche im Mund begonnen hat!
- <u>Magenabschnitte:</u>
- Mageneingang mit- Magenmund: **Kardia**
- Magengrund: **Fundus**
- Magenkörper: **Korpus**
- Magenausgang: **Pylorus**

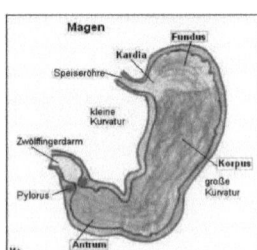

MAGEN

- Durch entsprechendes Zusammenziehen **(Kontraktion)** passt sich der Magen dem Füllungszustand an.
- Speisebrei wird mit Magensaft durchmischt und in rhythmischen Wellen (Peristaltik) zum Magenausgang befördert.
- Kräftige peristaltische Kontraktionen des Pförtnermuskels, wird portionsweise die Nahrung in den Darm befördert.

MAGENSAFT

- Ist ein Gemisch der Drüsensekrete der Magenschleimhaut
- Im nüchternen Magen, ist er nur in kleinen Mengen als neutral reagierender Schleim vorhanden.
- Als verdauungswirksamer Saft ist er stark sauer, klar und farblos.
- Magensaftproduktion erfolgt über nervale Reize oder durch die Wirkung Gastrin und Somatostatin!

MAGENSAFT

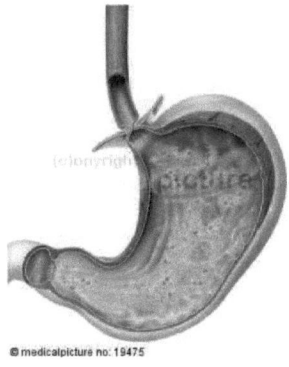

© medicalpicture no: 19475

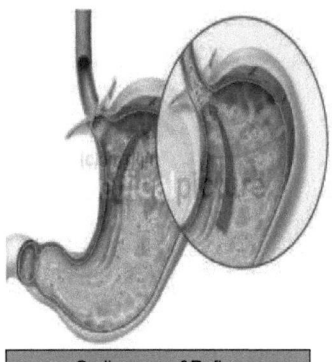

Sodbrennen &Reflux

DÜNNDARM

- Dünndarm schließt sich dem Magen an und hat eine Länge von **ca. 4m**
- Im Dünndarm erfolgt die weitere Aufspaltung der Nahrungsstoffe in ihre kleinsten Bausteine und deren Aufnahme durch die Darmwand (Resorption) in das Blut.
- **3 Abschnitte des Dünndarms:**
  - Zwölffingerdarm (Duodenum) ca.30-40cm
  - Leerdarm (Jejunum) ca.1,5m
  - Krumdarm (Ileum) ca. 2m

DÜNNDARM

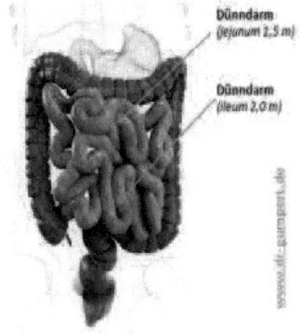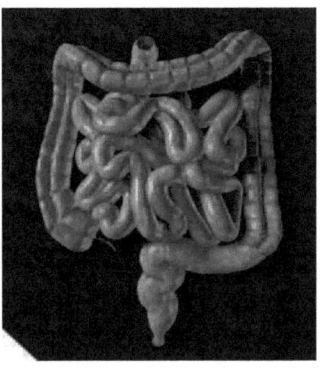

DÜNNDARM

- Im ersten Abschnitt des Dünndarms-
  Duodenum - mündet der gemeinsame
  Gallengang und der Ausführungsgang der
  Bauchspeicheldrüse (Pankreas)
  Mündung: Papilla vateri

DICKDARM

- Der Dickdarm ist **1,5m** lang
- Er begrenzt den Bauchraum zur Seite und nach oben wie ein umgekehrtes „U"
- Der Dickdarm ist der nächste Darmabschnitt nach dem Dünndarm und gliedert sich in:
  - Blinddarm mit Wurmfortsatz (Zökum mit Appendix
  - aufsteigender Abschnitt: Colon ascendens
  - querverlaufender Abschnitt: Colon transversum
  - absteigender Abschnitt: Colon descendens
  - S-förmiger Abschnitt: Sigma
  - Mastdarm mit After: Rektum/Anus

MASTDARM

- Ist durch einen ringförmig verlaufenden Muskel nach außen hin geschlossen.
- Er erschlafft bei der Stuhlentleerung
- Innen ist der Dickdarm mit Schleimhaut ausgekleidet.
- Die Schleimhautzellen haben die Aufgabe, dem Darminhalt Wasser zu entziehen.
- Unverdauliche Nahrungsbestandteile werden nicht durch Enzyme, sondern durch Bakterien (E.coli) zerlegt und in Kot/Stuhl umgewandelt.

MASTDARM

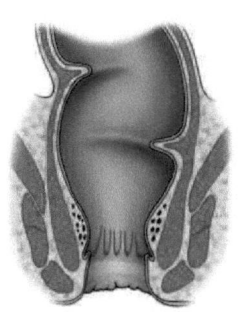 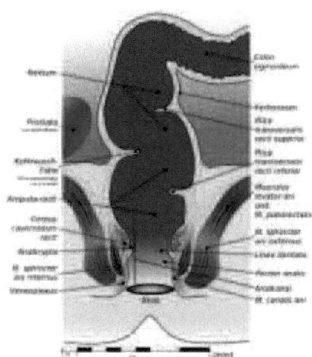

Bauchspeicheldrüse

- Die Bauchspeicheldrüse **(Pankreas)** befindet sich im Bauchraum in Höhe des Zwölffingerdarms.
- Sie wird in Kopf,- Körper,- und Schwanzteil unterteilt

Funktion:

Im Bauchspeicheldrüsengewebe befinden sich noch besondere Zellgruppen die inselförmig angeordnet sind: Langerhans Inseln – bestehen aus 2 Zelltypen, den **Ā**-Zellen und den **B**-Zellen

B-Zellen: Bildung von Hormon „Insulin" BZ:↓

A-Zellen: Produktion von „Glukagon" BZ: ↑

Bauchspeicheldrüse

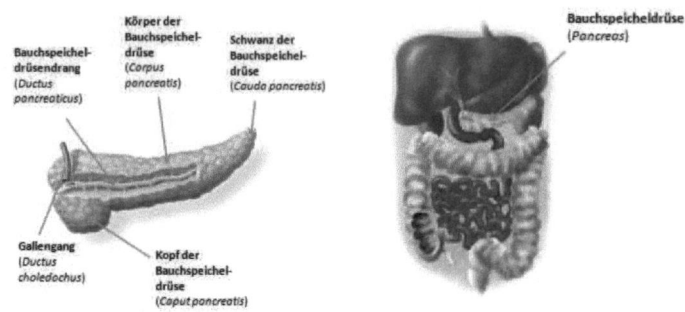

Bauchspeicheldrüsendrang (Ductus pancreaticus)

Körper der Bauchspeicheldrüse (Corpus pancreatis)

Schwanz der Bauchspeicheldrüse (Cauda pancreatis)

Bauchspeicheldrüse (Pancreas)

Gallengang (Ductus choledochus)

Kopf der Bauchspeicheldrüse (Caput pancreatis)

LEBER & MILZ

- **Leber Gewicht:** 1500g – schwerstes Organ im menschl. Körper
- **Lage:** im rechten Oberbauch unter der rechten Zwerchfellkuppe.

Milz: Lage im linken Oberbauch unterhalb des Zwerchfells

LEBER (Hepar)

- Dunkelbraun-rötliche Farbe, ganz mit Bauchfell (Peritoneum) überzogen.
- **Man unterscheidet:**
- Einen **re.** und einen **li.** Leberlappen

An der Unterseite der Leber:

Zwei weitere kleine Lappen:

- der viereckige und schwanzförmige Lappen

LEBER/Hepar

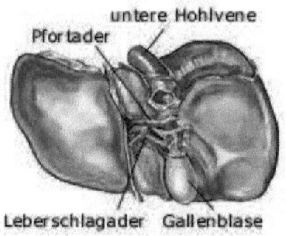

untere Hohlvene
Pfortader
Leberschlagader Gallenblase

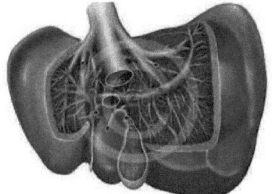

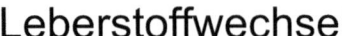

Leberstoffwechsel

- Die Pfortader bringt venöses Blut in die Leber – welches vom gesamten Magen-Darm-Trakt sowie Bauchspeicheldrüse und Milz stammt.
- Dieses Blut beinhaltet Nährstoffe, welche zu körpereigenen Substanzen umgewandelt wird.
- z.B.: - Aminosäuren- zu körpereigenen -
    Eiweiß
    - Einfache Zucker in Stärke bzw. Glykogen
    - für die Gerinnung notwendigen Stoffe

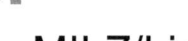

MILZ/Lien

- Für die Verdauung <u>keine</u> Bedeutung als Verdauungsorgan.
- Sie ist ein wesentlicher Bestandteil des blutbildenden Systems.

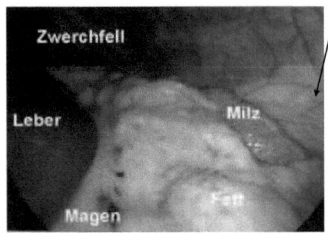

Gallenblase

- **Definition:** Die Gallenblase hat eine annähernd birnenförmige Gestalt.
- 7-10 cm lang
- **Fassungsvermögen:** 35 – 50ml Gallenflk.
- Leber-Gallen-Gang führt zur Gallenblase
- **Gallenfarbe:** Bilirubin – Entstehung durch den Abbau von roten Blutkörperchen aus dem Blutfarbstoff entsteht!

Gallenblase

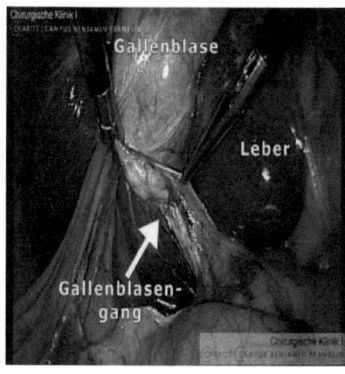

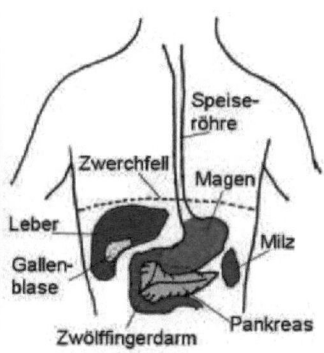

Gallenblase

- Mit der Galle gelangt das Bilirubin in den Darm, wo es in braunes Sterkobilin umgewandelt wird – damit typische Farbe für den Stuhl!
- **Gallensäuren** sind ein wichtiger Bestandteil für die Verdauung der Fette!

ATMUNGSORGANE

- <u>Definition:</u> Die Atmung ist ein lebensnotwendiger Vorgang.
- Dient dem Austausch der Atemgase – Sauerstoff (O_2) und Kohlendioxid (CO_2) zwischen Körper und Organismus.
- <u>Man unterscheidet:</u>
- Äußere Atmung (Lungenatmung)
- Innere Atmung (Gewebeatmung)

Aufgabe und Funktion

- Zum Atmungssystem gehören:
- Obere und untere Atemwege
- **Obere Atemwege:**
1. Nase mit Nasenhöhle & Rachen
- **Untere Atemwege:**
1. Luftröhre
2. Bronchien
3. Lungengewebe

Zwischen oberen und unteren Atemwegen liegt der Kehlkopf, das stimmbildende Organ!

NASE

- **Definition:** Nase besteht aus Nasenhöhlen, durch die die eingeatmete Luft einströmt. Die Nasenhöhlen sind durch die Nasenscheidewand voneinander getrennt.
- An den Seitenwänden li. + re. befinden sich jeweils 3 Nasenmuscheln.
- Zwischen den Nasenmuscheln verlaufen die 3 Nasengänge – Mündung des Tränennasenkanals – Abflusskanal der Tränendrüsen – beim Weinen läuft die Nase!!

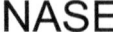

NASE

- Bindegewebige Schicht der Schleimhaut in der Nase ist sehr reich an Gefäßen.
- Schleimhautschwellungen!!
- Verantwortlich für die Erwärmung der Einatmungsluft
- Borstige Haare am Naseneingang – Reinigung der Luft.
- Nase ist das Riechorgan des Organismus und gilt als Resonanzraum der Stimme.

Nase

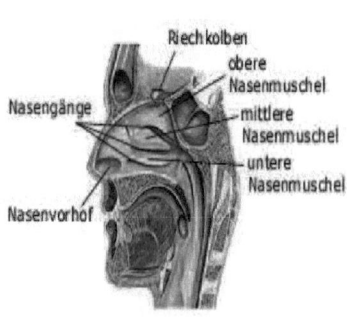

Riechkolben
obere Nasenmuschel
Nasengänge
mittlere Nasenmuschel
untere Nasenmuschel
Nasenvorhof

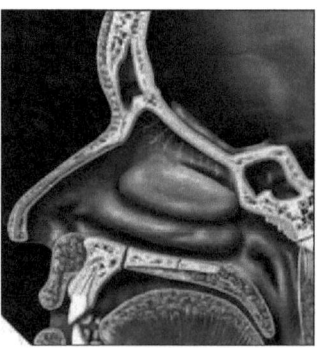

RACHEN

- **Definition:**
- Rachen ist der gemeinsame Raum von Nasen- und Mundhöhle.
- Im Rachen (Pharynx) kreuzt die Atemluft den Speisegang
- In den Nasen-Rachen-Raum mündet die Ohrtrompete – Verbindung zwischen Paukenhöhle (Mittelohr) und Rachenhöhle- Luftdruckausgleich zwischen beiden Hohlräumen.
- Am Rachendach befinden sich die Rachenmandeln – bestehen aus lymphatischen Gewebe – für die Infektabwehr von großer Bedeutung!

RACHEN

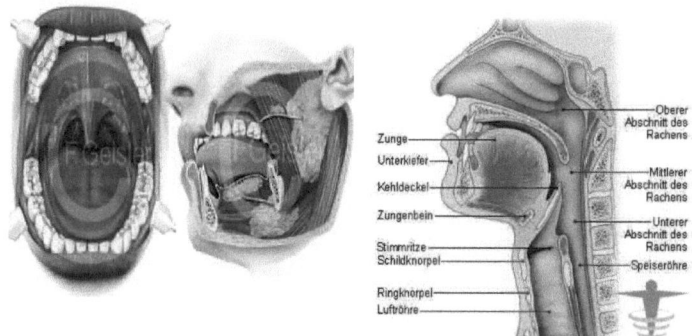

Kehlkopf

- **Definition:** Der Kehlkopf (Larynx) ist das Stimmorgan des Menschen.
- Der Kehlkopfdeckel dient als Ventil zur Trennung von Nahrungsbrei und Luft!
- **Die Kehlkopfknorpeln:**
- Ringknorpel
- Schildknorpel
- Paarige Stellknorpel
- Kehldeckelknorpel

Kehlkopf

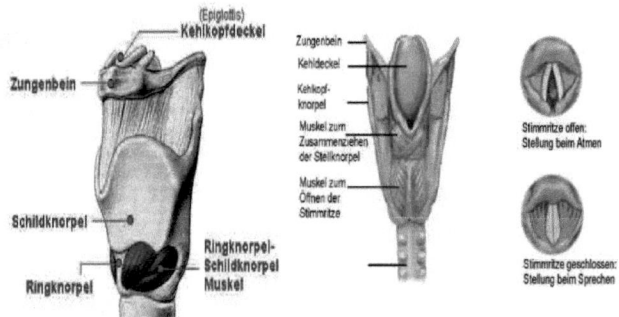

LUFTRÖHRE

Definition: Die Luftröhre (Trachea) ist der erste Abschnitt der unteren Luftwege.
Sie liegt vor der Speiseröhre, teils im Halsbereich, teils im Brustraum.

- Die Wand der Luftröhre besteht aus Bindegewebe und Muskelschichten.
- Durch eingelagerte Knorpelspangen verstärkt-halten die Lichtung der Trachea offen – um die Luftzufuhr zu den Lungen zu gewährleisten.
- Länge der Luftröhre: 10 - 15cm
- Durchmesser: meist mehr als 2cm

LUFTRÖHRE

Kehlkopf

Luftröhre

Hauptbronchien

Lappenbronchien

Luftröhre

rechte Lunge

linke Lunge

Herz

Bronchialraum

Definition: Der Bronchialraum beginnt an der Stelle , an der sich die Luftröhre in 2 Hauptbronchien aufteilt.

Diese Stelle befindet sich etwa in der Höhe des 5. Brustwirbels – wird <u>Bifurkation</u> genannt.

Die Luftröhre zweigt sich in einen **rechten** und **linken** Ast auf – die Stammbronchien.

Bronchialraum

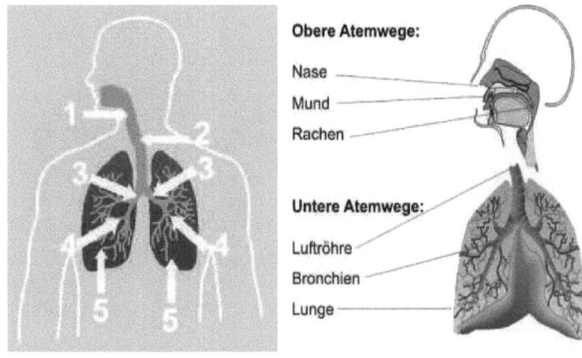

Bronchialraum

- Der **rechte** Stammbronchus verzweigt sich in 3 Hauptäste, der **linke** in
2 Hauptäste diese teilen sich dann immer weiter auf.

Die Endbronchien gehen in das atmende Lungengewebe über!

Alle Bronchien entsprechen in ihrem Aufbau dem der Luftröhre!

LUNGEN

<u>Definition:</u> Die Lungen sind paarig angelegt.

Man spricht von der rechten und linken Lunge bzw. vom rechten und linken Lungenflügel.

<u>**Lage:**</u> Im Brustraum und sind durch den Mittelfellraum voneinander getrennt.

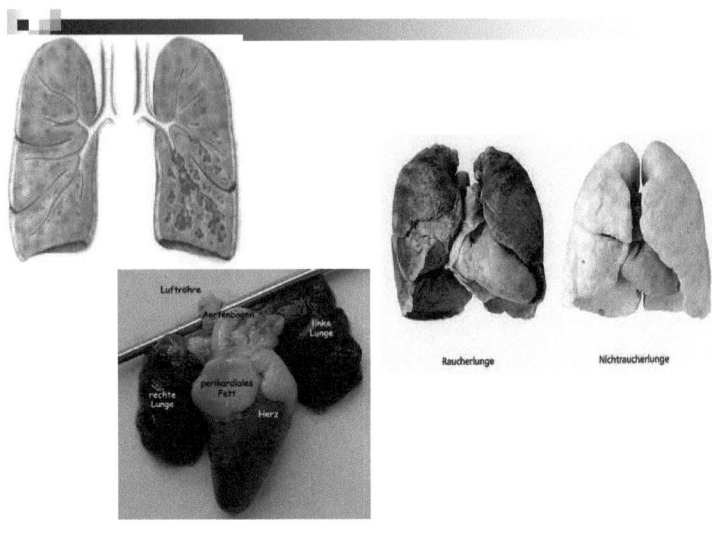

LUNGEN

<u>Rechter Lungenflügel:</u>
- **3** Lappen: Ober,- Mittel- und Unterlappen

<u>Linker Lungenflügel:</u>
- **2** Lappen: Ober, - Unterlappen wegen Platzmangel für das Herz!
- Von der Mittelfellseite her treten die Hauptbronchien, Blut- und Lymphgefäße und Nerven in die Lungen ein. Hier befinden sich viele Lymphknoten.
- Das luftleitende Bronchialsystem geht mit den Endbronchien in das System der Lungenbläschen (Alveolen) über.
- Hier findet der <u>Gasaustausch</u> statt!!

BRUSTFELL

Definition:

Das Brustfell (Pleura) besteht aus Lungen- und Rippenfell.

Dazwischen liegt der Pleuraspalt mit einem dünnen Flüssigkeitsfilm.

Die Lungenoberfläche ist von einer dünnen glatten Membran, dem Lungenfell überzogen.

HARNORGANE

■ **Aufgabe und Funktion:**

Zu den Harnorganen gehören:
- beide Nieren (mit Nierenbecken, Nierenkörperchen und Harnkanälchen)
- beide Harnleiter
- Harnblase
- Harnröhre

NIEREN

Definition:

Die Nieren besitzen ein bohnenförmiges
  Aussehen und sind paarig angelegt!

Gewicht: jeweils 120 – 160 g

Größe: ca. 12cm

Breite: 6cm und 3cm dick.

NIEREN

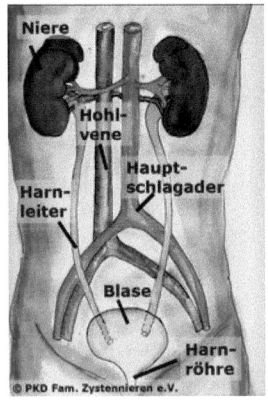

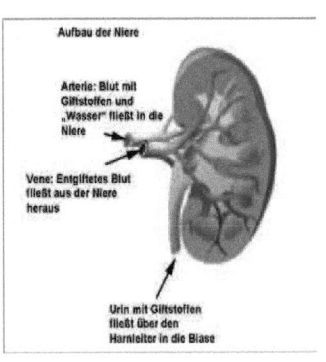

NIEREN

- Die Nieren liegen rechts und links der Wirbelsäule in der Höhe des
  12. Brustwirbels und reichen bis zum
  2.- 3 Lendenwirbel
- Die rechte Niere liegt meist etwas tiefer als die linke Niere
- Nieren sind umgeben von einer derben bindegewebigen Kapsel – darüber eine Fettkapsel – dient als Schutzfunktion!
- Die Oberfläche der Nieren ist glatt, die Farbe braunrot!

NIEREN

Die Niere ist neben Lunge, Darm und Haut das wichtigste Ausscheidungsorgan.

Ausgeschieden werden:

- Wasser
- Endprodukte des Eiweißstoffwechsels
- Salze und giftig wirkende Substanzen
- Die Niere filtert das Blut bzw. das Blutplasma – das Endprodukt der Filtration ist der „Urin".

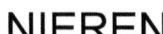

NIEREN

- Der Wasser- und Elektrolythaushalt des Organismus wird reguliert.
- Damit bleibt die Zusammensetzung der Körperflk. konstant.
- In 24Std. durchlaufen ca. 1500 l Blut die Nieren
- Für die Filterarbeit der Nieren ist ein möglichst intensiver Kontakt zwischen Nierengewebe und Blut notwendig!
- Der Blutdruck (RR) spielt dabei eine wichtige Rolle!

Nierenkreislauf

- Durch die Nierenschlagader strömt O2 reiches Blut in die Nieren.
- Verästeln sich anschl. in kleinere Gefäße
- Bilden am Ende Schlingen und Knäueln
- Die Knäueln heißen – Nierenkörperchen oder GLOMERULI!
- Viele Glomeruli befinden sich in der Nierenrinde
- In den Glomeruli findet die Filtration des Blutplasmas statt – Bildung des Primärharns!
- Die Harnkanälchen haben die Aufgabe den Urin weiterzuleiten und über bestimmte Strecken zu verändern – Rückresorption von Wasser, Glucose & Salze.

Nierenkreislauf

- Rückresorption von Wasser ist beträchtlich- aus ca. 180 l Vollharn (Primärharn) werden 1,5 – 2.0 l Urin!!
- **Nierenbecken:**
- Die trichterförmigen Nierenkelche vereinigen sich zum Nierenbecken. In der Wand des Nierenbeckens befindet sich glatte Muskulatur.
- Nach unten verjüngt sich das Nierenbecken und geht in den „Harnleiter" über!

Nierenkreislauf

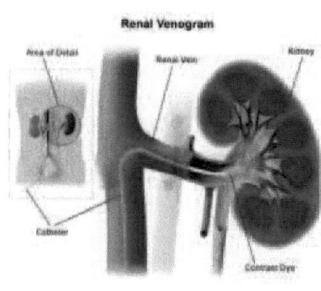
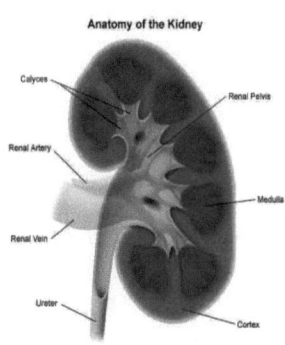

Harnleiter, Harnblase & Harnröhre

- **Definition:**
- **Harnleiter** ist ein ca. 3mm dicker und ca. 30cm langer Schlauch, der zur Harnblase führt.
- **Harnblase** ist ein ballonförmiger Sammelbehälter und kann bis zu 700 - 800ml Urin aufnehmen.
- **Harnröhre:** Länge der Harnröhre ist geschlechtsbedingt unterschiedlich -
- Frau: ca. 6cm, Mann: ca. 20cm

Harnleiter, Harnblase & Harnröhre

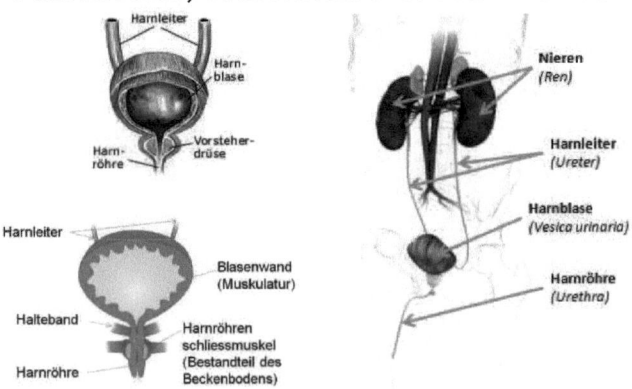

2

Endokrines System

- <u>**Aufgaben und Funktion:**</u>
- Zum endokrinen System zählen alle Zellsysteme, die Hormone produzieren und über den Blut- oder Lymphweg an die Zielstellen entsenden.
- Hormone können auch direkt auf die Zelle einwirken in der sie produziert werden.

HORMONE

- Hormone sind chem. Botenstoffe
- Wirken schon in geringen Mengen
- Beeinflussen den Stoffwechsel ihrer Zielzellen
- Wirken anregend oder bremsend, ähnlich wie das vegetative Nervensystem!
- <u>**2 Arten von endokrinen System:**</u>
- Drüsen mit innerer Sekretion- Hormondrüsen!
- Drüsen mit äußerer Sekretion- Speichel, oder Schweißdrüsen

Hirnanhangsdrüse/Hypophyse

- **Definition:**
  -Hypophyse befindet sich im Bereich der Schädelbasis über der Keilbeinhöhle
  - ca. 1g schwer und haselnußgroß
  Die Hypophyse spielt eine übergeordnete Rolle!
  Ihre Hormonproduktion ist für die Tätigkeit zahlreicher anderer Hormondrüsen von Bedeutung.
  <u>Besteht aus:</u> Hypophysenvorderlappen
  Hypophysenhinterlappen, beide sind über den Hypophysenstiel miteinander verbunden!

Hypophyse

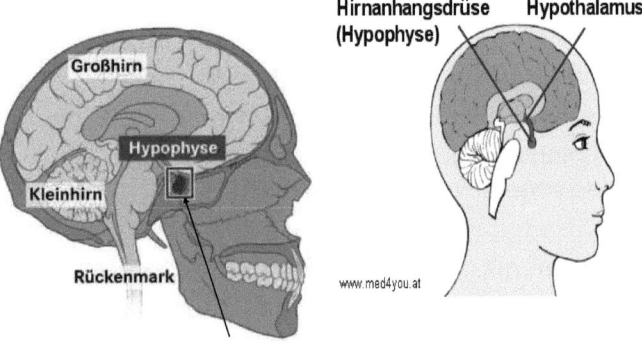

Großhirn
Hypophyse
Kleinhirn
Rückenmark

Hirnanhangsdrüse (Hypophyse)   Hypothalamus

www.med4you.at

Schilddrüse

- **Definition:**
(Glandula thyroidea) ist eine ca. 30-80g schwere Hormondrüse, hat Schmetterlingsform

Lage: Unterhalb des Schildknorpels vor der
　　　Luftröhre.

Besteht aus 2 Lappen welche durch eine Brücke (Isthmus) miteinander verbunden sind.

Hormone der SD:
- Thyoxin (T4)
- Trijodthyronin (T3) Werte durch Blutabnahme im Labor!!

MERKE:

„Jod" ist ein Hauptbestandteil der Schilddrüse und muss deshalb in ausreichender Menge mit der Nahrung aufgenommen werden-
„Jod im Speisesalz"!!

Schilddrüse

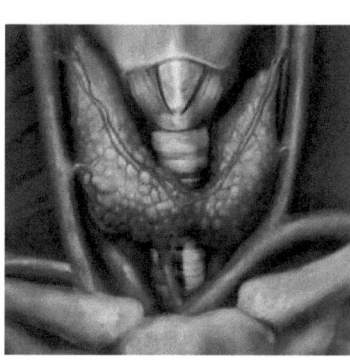 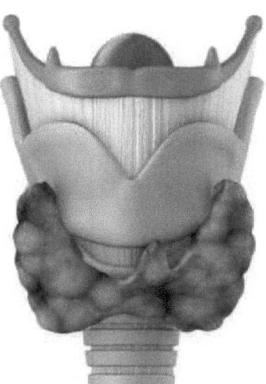

Nebenschilddrüse

- 4 kleine ovale Nebenschilddrüsen, liegen auf der Rückseite der Schilddrüse.
- Produzieren das Parathormon - für Kalzium- & Phosphatstoffwechsel von Bedeutung im Knochen des Menschen!
- **Mangel** an Parathormon: Krämpfe-Tetanie
- **Überschuss** an PH: Entkalkung im Knochen

Nebenschilddrüse

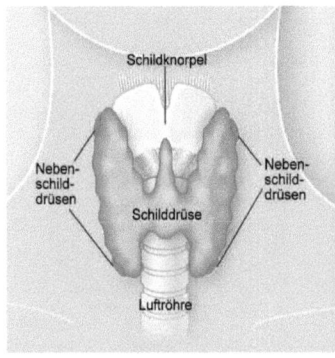
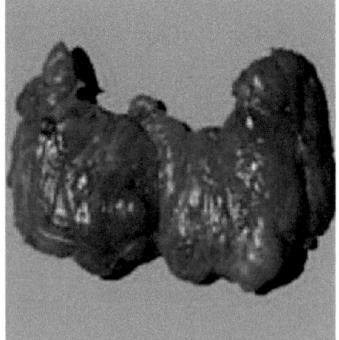

Geschlechtsorgane

- Die **männlichen** und **weiblichen** Geschlechtsorgane dienen der Fortpflanzung.
- Sie produzieren Geschlechtszellen und Geschlechtshormone
- Die Geschlechtsorgane sind schon bei der Geburt angelegt – Bezeichnung als primär Geschlechtsorgane
- In der Zeit der Geschlechtsreife **(Pubertät)** werden Geschlechtsorgane funktionstüchtig!!

Geschlechtsorgane

Primäre Geschlechtsorgane der Frau:
- Eierstöcke- Ovarien
- Eileiter- Tuben
- Gebärmutter – Uterus
- Scheide – Vagina

Primäre Geschlechtsorgane beim Mann:
- Hoden
- Nebenhoden
- Samenleiter
- Geschlechtsdrüsen
- Glied mit Harnröhre

Sekundäre Geschlechtsmerkmale:
FRAU: Östrogen
MANN: Testosteron

Samenleiter

- Die Samenleiter sind ca. 1-2mm dicke Kanäle.
- Länge von ca. 50cm in der Wandung befindet sich glatte Muskulatur!
- Durch Kontraktion der Muskulatur werden die Spermien von den Nebenhoden angesaugt und rückartig weiterbefördert-Samenerguss beim Geschlechtsverkehr!

Samenzellen

- Bei sexuellen Höhepunkt – Entleerung einer Menge von 2 - 5ml Ejakulat
- Enthält die Spermien(200-300 Millionen)
- Samenzellen haben eine Größe von ca. 70nm und besitzen einen Kopf- Mittel- und Schwanzteil
- Der Kopf der Samenzelle entspricht dem Zellkern der das väterliche Erbgut enthält!
- Es gelingt immer nur einem Samenfaden in die reife Eizelle einzudringen.

Vorsteherdrüse/Prostata

- Die Prostata hat die Gestalt einer Kastanie.
- **Lage:** Zwischen dem Beckenboden und dem Harnblasengrund.
- **Funktion:** Ventilfunktion für Harn- und Spermafluss.
- Die Prostata produziert ein Sekret das beim Samenerguss der Samenflüssigkeit zugesetzt wird!!

Prostata

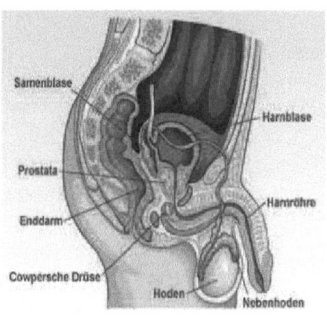
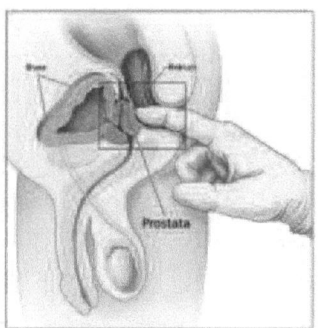

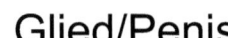

Glied/Penis

- Das männliche Glied/Penis wird unterschieden in:
- Peniswurzel
- Penisschaft
- Eichel (Glans penis)
- Vorhaut (Präputium)

Weibliche Geschlechtsorgane

- Innere Geschlechtsorgane:
- Eierstöcke
- Eileiter
- Gebärmutter
- Scheide

Äußere Geschlechtsorgane:
- Scheidenvorhof
- Große- und kleine Schamlippen
- Kitzler (Klitoris)
- Bartholinischen Drüsen- sorgen für saures Milieu!
- Weibliche Brust

Eierstöcke

- Sind paarig angelegt, etwa 2-3cm groß
- Beinhalten die Primärfollikel- (400 000)
- 300 – 400 reifen ca. aus der Rest geht zugrunde!
- In den Ovarien werden 2 Hormone gebildet – Östrogen und Progesteron
- <u>Östrogen:</u> Wachstum der weibl. Sekundären Geschlechtsmerkmale
- <u>Progesteron:</u> für die Reifung der Gebärmutterschleimhaut verantwortlich

Eileiter

- Paarig angelegt und stülpen sich mit ihren Fortsätzen über die Eierstöcke.
- Sind ca. 10-20 cm lange, horizontal verlaufende Kanäle.
- Befördern die Eizelle nach dem Eisprung in die Gebärmutter

Eileiter

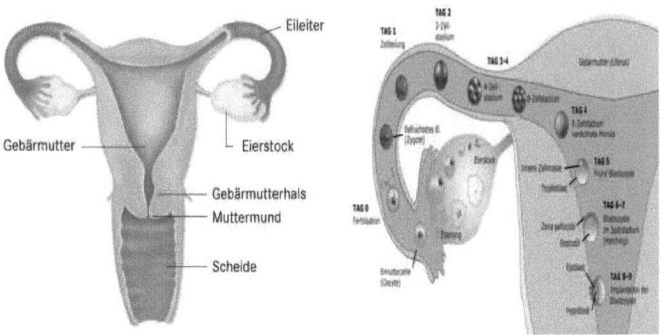

Eileiter

Gebärmutter — Eierstock

Gebärmutterhals
Muttermund

Scheide

Gebärmutter/Uterus

- Hühnereigroßes, birnenförmiges und muskulöses Hohlorgan!
- Lage: Auf dem Beckenboden zwischen Harnblase und Mastdarm.
- Wird durch versch. Bänder in ihrer Stellung gehalten.
- <u>Unterteilt in:</u>
  Gebärmutterkörper, Gebärmutterhals, äußerer Muttermund
  Die Schleimhaut der Gebärmutter hat die Aufgabe, ein befruchtetes Ei aufzunehmen und zu ernähren!

Gebärmutter/Uterus

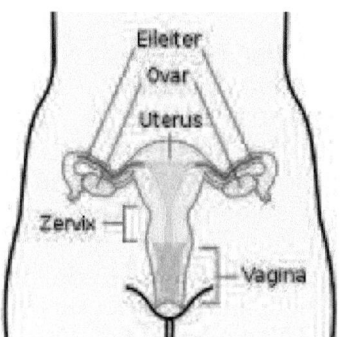
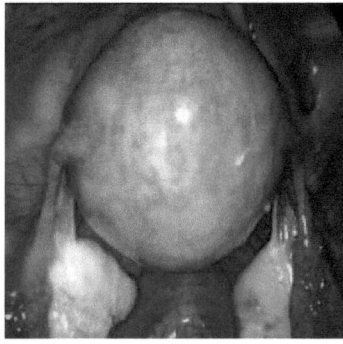

Scheide, Scheidenvorhof, Schamlippen, Kitzler

- <u>**Scheide:**</u> Die Scheide (Vagina) ist ein etwa10cm langer mit Schleimhaut ausgekleideter Schlauch, dessen Wand aus Bindegewebe und glatten Muskelfasern besteht.

- Der Scheideneingang ist oval – bei Jungfrauen durch ein Halbmondförmiges Häutchen (Hymen) teilweise verschlossen.

Scheidenvorhof, Schamlippen, Kitzler

- Die weiblichen äußerlich sichtbaren Geschlechtorgane wozu Scheidenvorhof, Schamlippen & Kitzler gehören werden auch unter dem Begriff: „Vulva" bezeichnet
- Scheidenvorhof ist von Schleimhaut bedeckt und umfasst den Bereich zwischen den beiden kleinen Schamlippen
  - Am vorderen spitz zusammenlaufenden Ende befindet sich ein kleiner knospenartiger Höcker-Kitzler (Klitoris) – reich mit Nerven versorgt- für die sexuelle Erregung verantwortlich!

Scheidenvorhof, Schamlippen, Kitzler

- **<u>Große Schamlippen:</u>**
- Enthalten Fettgewebe, Talg,- Schweiß,- und Duftdrüsen
- Beidseits der Scheideöffnung befinden sich die sog. Bartholinischen Drüsen- befeuchten den Scheideneingang!

Scheidenvorhof, Schamlippen, Kitzler

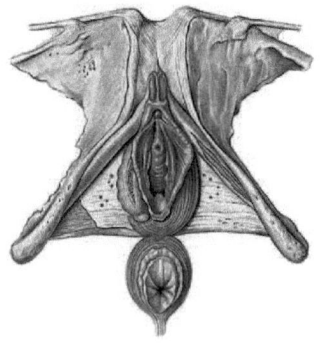
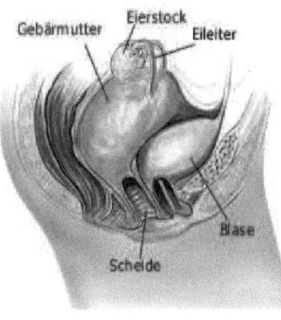

Haut und Hautanhangsorgane

- **Aufgaben und Funktion:**
- Umhüllung des Körpers
- 1,5 – 2 Quadratmeter
- Gewicht: 3 – 8 kg

Funktionen:
- Schutzfunktion gegen chem., physik.- und bakterielle Einwirkungen
- Regulation der Körpertemperatur
- Speicherung von Fetten, Salzen, und Kohlenhydraten
- Ausscheidung von Stoffen (Schweiß, Talg, Salze,..)
- Sinnesfunktion – Wärme, Kälte, Schmerzempfinden

HAUT

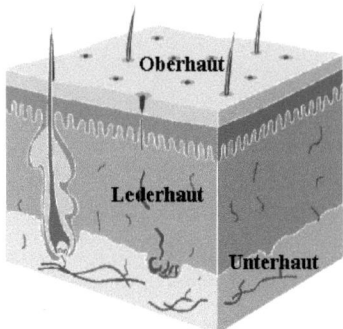 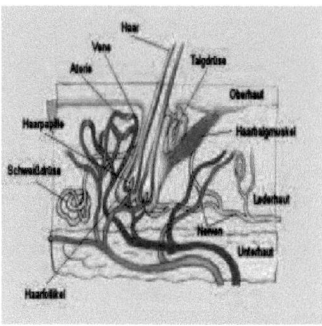

HAUT

- Schichten der Haut von außen nach innen:

- Oberhaut: Epidermis, 0,1 – 1,5 mm, z.B. an den Fußsohlen etwas dicker- Hornschicht

- Lederhaut: Dermis, besteht aus Bindegewebszellen und elastischen Fasern, mit Nerven und Blutgefäßen durchzogen

- Unterhaut: Subkutis, besteht aus lockerem Bindegewebe und Fetteinlagerungen, darunter liegen Muskulatur und Knochen!
- Dient der Auspolsterung der Haut- Schutz vor Wärmeverlust
- Blutgefäße und Nervenfasern führen zu Muskeln und Drüsen in diesem Abschnitt der Haut!
- Unterhaut ist von der Lederhaut nicht deutlich abgrenzbar!

Hautanhangsorgane

- Haare
- Nägel
- Hautdrüsen –
- **unterteilt in:** Talg,- und Schweißdrüsen

HAARE

- **Bestehen aus dem:**
- Haarschaft
- Haarwurzel- kann in die Unterhaut reichen
- Haarzwiebel- wächst Haar heraus!

Aufgabe der Haare:
- Abwehr von Fremdkörper (Augenbrauen, Wimpern)
- Atemluft filtern: (Nasenhaare)
- Schützen den Schädel vor Sonneneinstrahlung (Kopfhaare)

HAARE

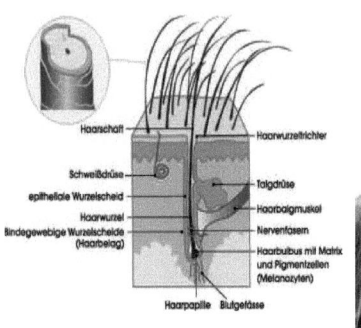

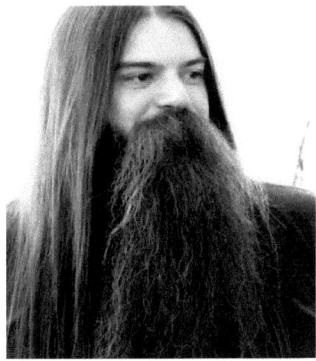

NÄGEL

- Bedecken die Finger und Zehen
- Bestehen aus Hornplatten – Schmerzfrei!! und liegen den Nagelbett auf.
- Nagelwurzel
- Nagelfalz
- Nägel schützen die Endglieder der Finger & Zehen

NÄGEL

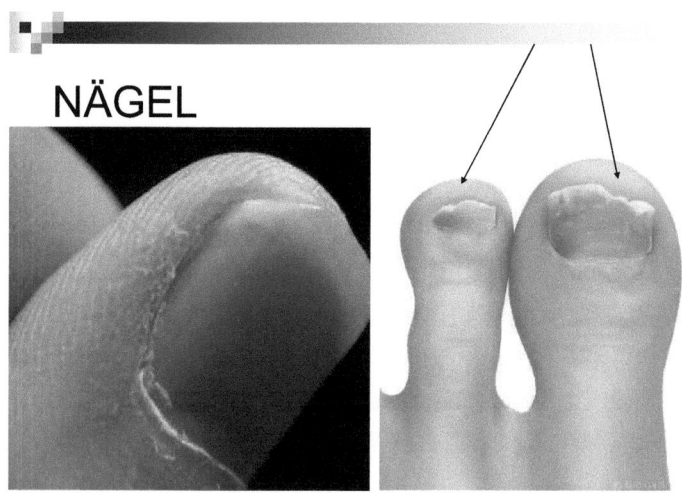

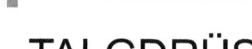

TALGDRÜSEN

- Talg der Talgdrüsen überzieht den ganzen Körper- außer Fußsohle und Handteller – dient dem Wärmeschutz!

- Aus Talg & Schweißrückständen bildet sich der Säureschutzmantel der Haut- schützt die Haut gegen das Eindringen von Bakterien!

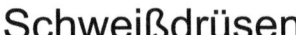

Schweißdrüsen

- Sondern Schweiß ab – besteht aus Wasser, Harnstoff und Salzen
- Beteiligung an der Wärmeregulation
- Befinden sich überall in der Haut
- Schweißdrüsen liegen in der Unterhaut – Ausführungsgänge enden als sichtbare Schweißporen in der Oberhaut!

Schweißdrüsen

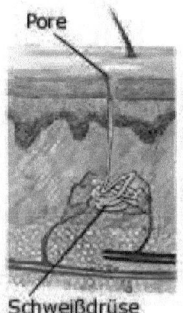

Pore

Schweißdrüse

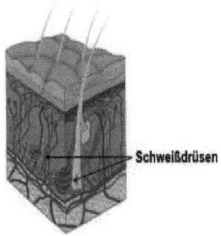

Schweißdrüsen

NERVENSYSTEM

■ **Gehirn:**

Def.: Sitz der wichtigsten Schalt- und Steuerungsvorgänge des Körpers.

Unterteilt in:

- Großhirn
- Kleinhirn
- Hirnstamm – unterteilt in: Mittel, Zwischen- und Rautenhirn

GEHIRN

■ **Gewicht:** ca. 1400g

■ **Lage:** geschützt in der Schädelhöhle

■ **Oberfläche:** dem Schädeldach konvex gewölbt

■ **Unterfläche:** passt sich den 3 Schädelgruben der Schädelbasis an.

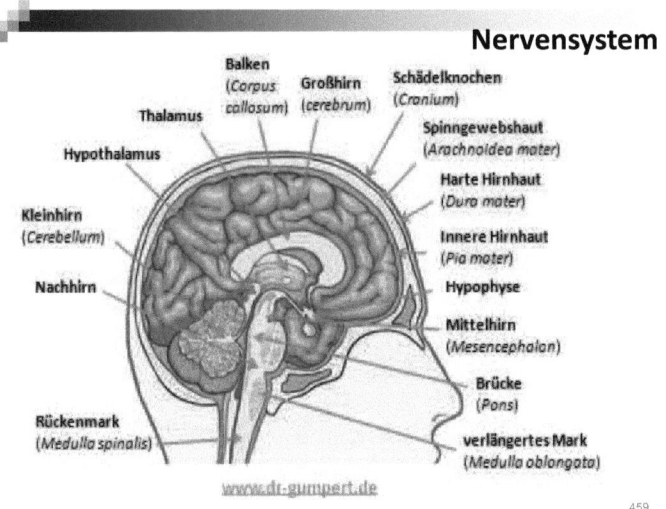

Balken
(*Corpus callosum*) Großhirn (*cerebrum*) Schädelknochen (*Cranium*)

Thalamus

Hypothalamus

Spinngewebshaut (*Arachnoidea mater*)

Harte Hirnhaut (*Dura mater*)

Kleinhirn (*Cerebellum*)

Innere Hirnhaut (*Pia mater*)

Nachhirn

Hypophyse

Mittelhirn (*Mesencephalon*)

Brücke (*Pons*)

Rückenmark (*Medulla spinalis*)

verlängertes Mark (*Medulla oblongata*)

www.dr-gumpert.de

459

Nervensystem

<u>Großhirn</u> = li. Sprache, Logik; re. Kreativität, Orientier.

<u>Kleinhirn</u> = Koordination, Gleichgewicht

<u>Thalamus</u> = Tor zum Bewusstsein

<u>Hypothalamus</u> = Schlaf-Wach-Rhythmus, Hunger, Durst, Sexualtrieb, Schmerz- und Temperaturempf.

<u>Hirnstamm</u> (Mittelhirn, verl. Mark, Brücke) = steuert Augenkoordination, Herzschlag, Atmung, Stoffwechsel und Reflexe wie Emesis und Husten

<u>Hypophyse</u> = Schnittstelle, mit der das Gehirn über die Freisetzung von Hormonen Wachstum, Fortpflanz. und Stofwechsel reguliert

<u>Rückenmark</u> = Kommunikation zw. Gehirn und den inneren Organen, den Muskeln und der Haut.

GROßHIRN

- Das Organ des Denkens und Bewusstwerdens
- Am Großhirn lässt sich die Hirnrinde von Hirnmark unterscheiden.
- Hirnrinde- graue Färbung – graue Substanz genannt – **besteht** aus Nervenzellen.
- Hirnrinde – weiße Färbung – weiße Substanz- **verlaufen** die Nervenzellen

Großhirn

- <u>Form:</u> von oben betrachtet 2 Halbkugeln die als Großhirnhälften (Hemisphären) bezeichnet werden.
- Getrennt durch einen Längsspalt- in der Tiefe durch den Balken verbunden!
- **Weiter unterteilt in:**
- Stirnlappen
- Scheitellappen
- Schläfenlappen
- Hinterhauptslappen

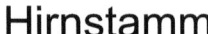

Hirnstamm

- Zwischen- Mittel,- und Rautenhirn bilden den Hirnstamm!
- Zentrale für das autonome und vegetative Nervensystem!
- Zum Rautenhirn wird das verlängerte Mark (Medulla oblongata) gerechnet – was den Übergang vom Hirnstamm zum Rückenmark bildet.
- Im verlängerten Mark liegen lebenswichtige Zentren – Atmung und Herzsteuerung, Kreuzung der Pyramidenbahn!!!

KLEINHIRN

- Über dem Rautenhirn liegt das apfelgroße Kleinhirn – besteht aus 2 halbkugeligen Hälften verbunden durch den „Wurm"!
- Besteht aus Rinden- und Markschicht
- **Funktion:**
- Kontrolliert das Zusammenspiel der Muskulatur - Muskelspannung & Muskelkraft
- Stabilisierung für das Körpergewicht

HIRNNERVEN

- 12 paarig angelegte Hirnnerven
- Entspringen an der Basis des Gehirns
- Übermitteln dem Gehirn die Wahrnehmung der Sinnesorgane (Nase, Augen, Ohren & Zunge).
- Steuerung der willkürlichen Betätigung der Gesichts- und Augenmuskulatur

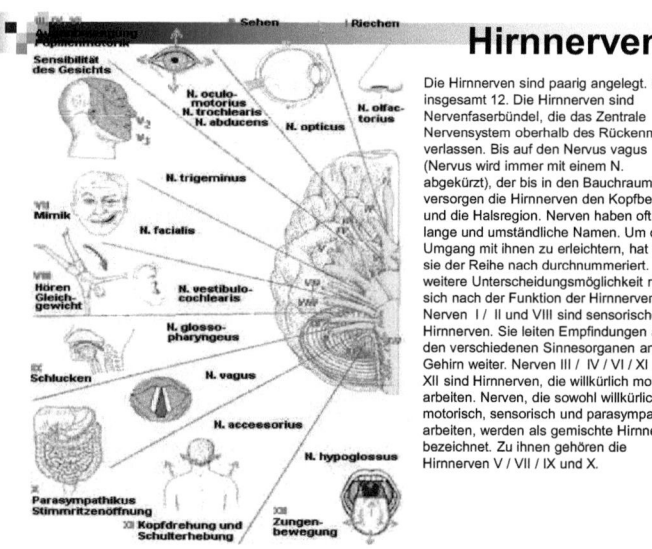

Hirnnerven

Die Hirnnerven sind paarig angelegt. Es gibt insgesamt 12. Die Hirnnerven sind Nervenfaserbündel, die das Zentrale Nervensystem oberhalb des Rückenmarks verlassen. Bis auf den Nervus vagus (Nervus wird immer mit einem N. abgekürzt), der bis in den Bauchraum reicht, versorgen die Hirnnerven den Kopfbereich und die Halsregion. Nerven haben oft sehr lange und umständliche Namen. Um den Umgang mit ihnen zu erleichtern, hat man sie der Reihe nach durchnummeriert. Eine weitere Unterscheidungsmöglichkeit richtet sich nach der Funktion der Hirnnerven. Die Nerven I / II und VIII sind sensorische Hirnnerven. Sie leiten Empfindungen aus den verschiedenen Sinnesorganen an das Gehirn weiter. Nerven III / IV / VI / XI und XII sind Hirnnerven, die willkürlich motorisch arbeiten. Nerven, die sowohl willkürlich motorisch, sensorisch und parasympatisch arbeiten, werden als gemischte Hirnnerven bezeichnet. Zu ihnen gehören die Hirnnerven V / VII / IX und X.

HIRNNERVEN

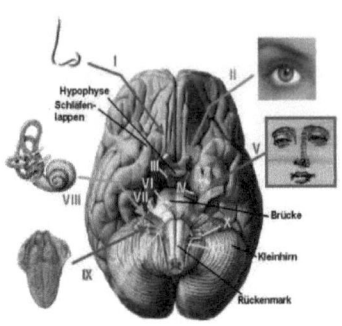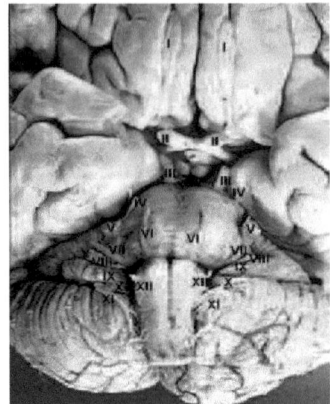

Rückenmark

- Eine Säule aus Nervengewebe
- Liegt gut geschützt in einem knöchernen Kanal der von einzelnen Wirbeln gebildet wird.
- Unter Ende des Rückenmarks liegt in der Höhe des 1. und 2. Lendenwirbels
- Rückenmark ist von **3 bindegewebigen** Häuten umgeben.

1. Weiche Rückenmarkshaut: Pia mater

2. Feine Spinnengewebshaut: Arachnoidea

3. Harte Rückenmarkshaut: Dura mater

Raum zwischen Spinnengewebshaut und der weichen Rückenmarkshaut ist mit Gehirn- Rückenmarksflk. gefüllt- „LIQUOR"!

Rückenmark

- **Eingeteilt in:**
- Halsmark
- Brustmark
- Lendenmark
- Sakralmark

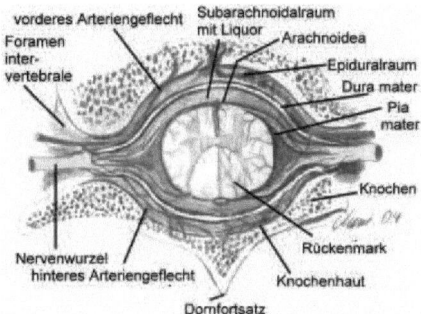

vorderes Arteriengeflecht

Foramen inter-vertebrale

Subarachnoidalraum mit Liquor

Arachnoidea

Epiduralraum

Dura mater

Pia mater

Knochen

Nervenwurzel hinteres Arteriengeflecht

Rückenmark

Knochenhaut

Domfortsatz

OHR

- **Def:** Töne und Geräusche verursachen Schallwellen, die vom Ohr aufgenommen werden und verarbeitet werden.
- **Unterteilt in:**
- Äußere Ohr
- Mittlere Ohr
- Innere Ohr

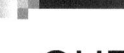

OHR

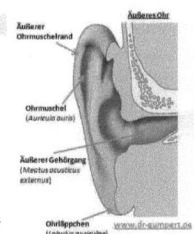

- **Äußere Ohr:**
- - Ohrmuschel - Schallempfänger
- - Gehörgang – dahinter das Trommelfell
- - Trommelfell nimmt die Schallwellen auf –
  Weiterleitung auf die Gehörknöchelchen –
  befinden sich im Mittelohr!

OHR

- **Mittelohr:** liegt in der Paukenhöhle
- Paukenhöhle mit Schleimhaut ausgekleidet &
  Luft gefüllt.
- In der Paukenhöhle befindet sich die Kette der
  Gehörknöchelchen.

Gehörknöchelchen:
1. Hammer
2. Amboss
3. Steigbügel

Schallwellen werden über die Gehörknöchelchen
weitergeleitet an das Innenohr!

OHR

- **Innenohr:** Im Innenohr befindet sich die Schnecke (Cochlea)
- Schnecke besitzt 2 Windungen und ist mit Flüssigkeit gefüllt
- Schnecke ist das Organ der Hörempfindung – Hörsinneszellen – sind feine Nervenfasern die sich zum „Hörnerven" vereinigen!

OHR

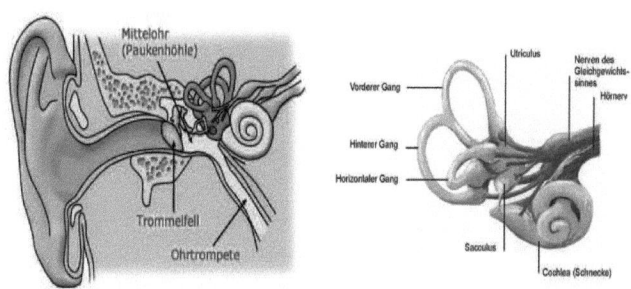

OHR

- **Gleichgewichtsorgan:** Vestibularapparat
- Befindet sich im Innenohr
- Besteht aus 3 flüssigkeitsgefüllten Bogengängen und den 2 Säckchen
- Bei Bewegung & Lageänderung des Körpers wird die Flk. in den Bogengängen und den Säckchen verschoben.
- Dadurch werden Sinneszellen gereizt – Reize gelangen über feine Nervenfasern die sich zum „Gleichgewichtsnerv" vereinigen zum Gehirn!

AUGE

- **Besteht aus:**
- Sehnerven
- Augapfel
- Augenmuskeln
- Augenbindehaut
- Tränenapparat
- Augenlider
- Augenbrauen

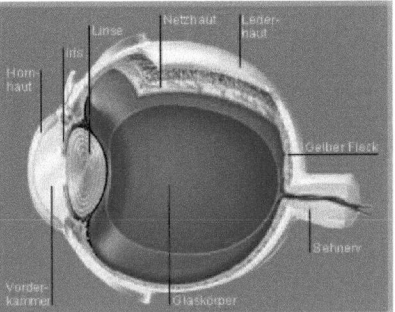

AUGE

- **Augapfel:**
- Liegt vom Fett umgeben in der Augenhöhle
- Unterteilt in:
- Lederhaut
- Aderhaut
- Netzhaut

LEDERHAUT

- Harte, weiße undurchsichtige Haut , geht nach vor in die Hornhaut im Auge über.
- Hornhaut ist durchsichtig, glasklar und gefäßlos.
- Hornhaut ist wesentlich an der Lichtbrechung beteiligt

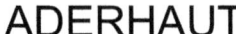

ADERHAUT

- Reich an Blutgefäßen
- Pigmentzellen geben ihr die schwarze Farbe
- Nach vorne geht die Aderhaut in den Strahlenkörper über – in der weiteren Fortsetzung liegt die „Regenbogenhaut"- eine kreisförmige Platte die in der Mitte das runde Loch die „Pupille" hat.
- Die Pigmente der Regenbogenhaut bestimmen die Farbe der Pupille.
- 2 glatte ringförmige Muskeln erweitern und verengen hier die Pupille

NETZHAUT

- Lichtempfindliche Teil des Auges am hinteren Anteil.

- In der Sehzone der Netzhaut befinden sich besonders ausgebildete Sinneszellen, die nach ihrem Aussehen Stäbchen- und Zapfenzellen genannt werden.

Sehnerv & Sinneszellen

- 6 Mill. Zapfenzellen dienen dem Farbsehen
- 75 – 125 Mill. Stäbchenzellen dem Schwarzweißsehen
- Die Eintrittstelle des Sehnerves in den Augenapfel wird der „blinde Fleck" bezeichnet – hier ist keine Lichtempfindung möglich.
- Gelbe Fleck ist die Stelle wo am deutlichsten gesehen werden kann.

Glaskörper

- Der Glaskörper füllt den größten Teil des Augapfels aus und besteht aus gallertartiger Substanz!

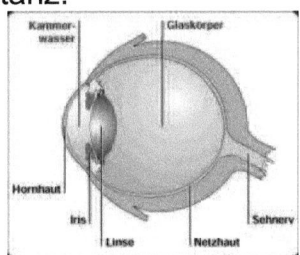

LINSE

- Die Linse ist vorne in den Glaskörper eingelagert.
- Durch die Wölbung ändert sich die Brechkraft der Linse
- Verantwortlich das die Lichtstrahlen auf der Netzhaut bei Nah- und Fernsehen zu einem scharfen Bild vereinigen – „Akkommotation"!

AUGENKAMMER

- **Man unterscheidet:**
- Vordere Augenkammer
- Hintere Augenkammer

Sind mit glasklarer Flk. gefüllt und stehen miteinander in Verbindung!

- Das Kammerwasser wird von den Gefäßen des Strahlenkörpers gebildet.

HORNHAUT

- Liegt ganz vorne am Auge und ist für die Krümmung an der Brechkraft des Auges beteiligt!
- Wenn die Hornhaut nicht gleichmäßig gekrümmt ist – wird die Abbildung eines Punktes auf der Netzhaut z.B. strichförmig verzerrt (Astigmatismus)!

BINDEHAUT

- Augenbindehaut schützt das Auge – besteht aus zartem Bindegewebe.
- Überzieht den sichtbaren Teil des Augapfels und die Innenfläche der Augenlider

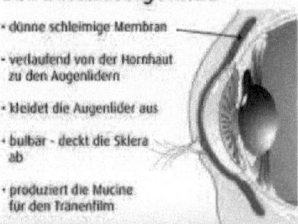

Das Bindehautgewebe

- dünne schleimige Membran
- verlaufend von der Hornhaut zu den Augenlidern
- kleidet die Augenlider aus
- bulbar - deckt die Sklera ab
- produziert die Mucine für den Tränenfilm

Augenlider und Tränenapparat

- Augenlider sind beweglich und können das Auge schließen.
- Die freien Ränder tragen Talgdrüsen welche die Lider einfetten.
- Wimpernhaare dienen als Schutz gegen Fremdkörper und als Schirm gegen Strahlen
- Durch regelmäßigen Lidschlag wird Sekret der Tränendrüsen (Tränenflk.) über die ganze Bindhaut verteilt und so das Auge feucht gehalten

Tränendrüsen

- Lage: im oberen Augenwinkel
- Tränenflk. wird durch den Tränenkanal der mit einer punktförmigen Öffnung am inneren Augenwinkel beginnt, zur Nase abgeleitet!

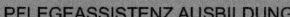

PATHOLOGIE

TERMINOLOGIE

- Lateral – nach außen
- Medial – zur Mitte hin
- Distal – vom Körper weg
- Proximal zum Körper hin
- Cranial – Kopfwärts
- Caudal – Steißwärts
- Ventral – Vorderseite des Körpers gelegen
- Dorsal – Hinterseiten des Körpers gelegen

490

TERMINOLOGIE

- **anterior:** (lat. *ante* ‚vor') vorn liegend (beim Menschen identisch mit ventral)
- **posterior:** (lat. *post* ‚hinter') hinten liegend (beim Menschen identisch mit dorsal)
- **inferior:** (lat. *infra* ‚unter') unten liegend (beim Menschen identisch mit kaudal)
- **superior:** (lat. *super* ‚über') oben liegend (beim Menschen identisch mit kranial) ₄₉₁

TERMINOLOGIE

- In Bezug auf die <u>Medianebene</u> unterscheidet man die beiden Körperhälften:
- **dexter:** rechts   Abkürzung: dext.
- **sinister:** links   Abkürzung: sin.

TERMINOLOGIE

- In den <u>Körperhöhlen</u> verwendet man zusätzlich die Begriffe:
- **parietal** (*paries* ‚Wand'): zur Körperwand hin gelegen. Der Begriff ist auch für im Scheitelbereich (*Os parietale* ‚<u>Scheitelbein</u>') gelegene Strukturen anwendbar.
- **viszeral** (*viscera* ‚Eingeweide'): zu den Eingeweiden hin gelegen
- **thorakal** (<u>*thorax*</u> ‚Brustkorb'): am Brustkorb, für innerhalb des Brustkorbs gelegene Strukturen *intrathoracal*
- **abdominal** (*abdomen* ‚Bauch')

493

TERMINOLOGIE

- ***Verlaufsbezeichnungen:***
- **aszendierend** (*ascensus* ‚Aufstieg'): aufsteigend
- **deszendierend** (*descensus* ‚Abstieg'): absteigend
- **antegrad** oder **anterograd:** zeitlich oder örtlich (regelhafte Bewegungsrichtung, z. B. Flussrichtung) nach vorn gerichtet
- **retrograd:** zeitlich oder örtlich zurückliegend, nach hinten gerichtet

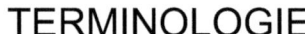

TERMINOLOGIE

- ***Freie Lage- und Richtungsbezeichnungen:***
- **intestinal** (*intestinum* ‚Darm')
- **zervikal** (*cervix* ‚Hals')
- **thorakal** (*thorax* ‚Brustkorb')
- **abdominal** (*abdomen* ‚Bauch')
- **sakral** (*Os sacrum* ‚Kreuzbein')
- **laryngeal** (*Larynx* ‚Kehlkopf')
- **spinal** (*spina* ‚Wirbelsäule')
- Neben diesen generellen Lagebezeichnungen ist es praktisch möglich, aus allen Körperteilen Lage- bzw. Richtungsbezeichnungen zu kreieren. Dazu wird der lateinische Wortstamm des Körperteils bzw. Organs mit der Endsilbe **-al** versehen:

495

TERMINOLOGIE

- ***Körperebenen:***
- Sagittalebene
- Frontalebene
- Transversalebene

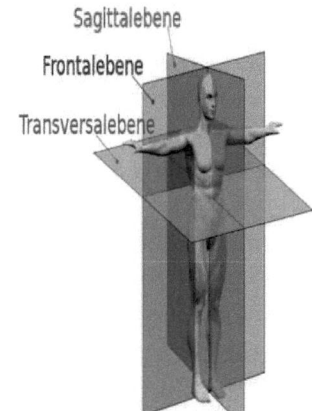

Sagittalebene
Frontalebene
Transversalebene

PATHOLOGIE

- griechisch:
  pathos = leiden(schaft), Sucht
  logos = Wort, Vernunft, Sinn
- Lehre von den
  abnormen und krankhaften
  Vorgängen und Zuständen im Körper und
  deren Ursachen.
- pathologisch = krankhaft

PATHOLOGIE

- Pathologie
  - ☐ medizinisch,
    diagnostische
    Fachrichtung
- Der Pathologe
  - ☐ Facharzt
- Pathologie Berlin

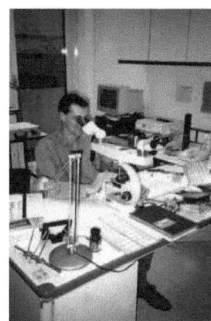

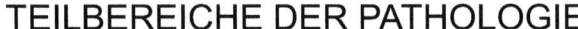

TEILBEREICHE DER PATHOLOGIE

- Pathologische Anatomie
  - ☐ Obduktion
- Histopathologie
  - ☐ Krankheitsdiagnostik an Gewebsstücken
  - ☐ Biopsie, Schnellschnitt (30min)
- Zytopathologie
  - ☐ Krebsdiagnostik an Zellen
  - ☐ Zellhaltiger Abstrich, Punktat, Körperflüssigkeit

GESUNDHEIT

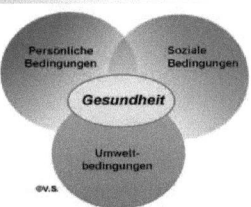

- ein Zustand des vollständigen körperlichen, geistigen und sozialen Wohlergehens und nicht nur das Fehlen von Krankheit oder Gebrechen.
- Gesundheit bedeutet eine zufrieden stellende Entfaltung von Selbstständigkeit und Wohlbefinden in den Aktivitäten des Lebens.

KRANKHEIT

Krankheit & Psyche

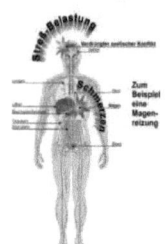

- „Jeder ist krank, wenn man ihn nur genau genug untersucht."
- „Jeder nicht Gesunde ist krank?"

- Einschränkungen des seelischen oder leiblichen Wohlbefindens.
- Krankheit kann auch ohne subjektiv empfundenen Leidensdruck bestehen.

KRANKHEITSURSACHEN

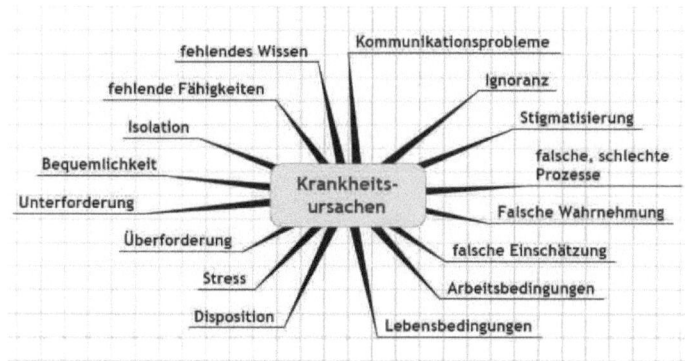

KRANKHEITSZEICHEN

- Symptome sind Zeichen, die auf eine Erkrankung oder Verletzung hinweisen.
- Symptomatik ist die Gesamtheit aller Symptome einer Krankheit.
- Befund – Beschwerde (Arzt – Patient)
- Subjektive und objektive Symptome

BEISPIELE VON SYMPTOMEN

- Fieber
- Blässe
- Schwitzen
- Hoher Puls
- Schmerzen
- Übelkeit/Erbrechen
- Durchfall
- Kolik

- Zyanose
- Ikterus
- Gewichtsverlust
- Atemgeräusche
- Angst
- Hautausschlag
- Rötung
- Einschränkung der Bewegung

KRANKHEITSVERLAUF

- Wird nach dem zeitlichen Verlauf bzw. nach dem Schweregrad unterteilt.
- Abhängig von:
  - ☐ Virulenz
  - ☐ Dosis
  - ☐ Gesundheitszustand
  - ☐ Alter
- Äußere Faktoren
  - ☐ Staub, Zugluft, Luftfeuchtigkeit, Temperatur

ZEITLICHER KRANKHEITSVERLAUF

- Akut
  - ☐ Schnell auftretende Krankheit
  - ☐ Kurze Dauer (3-14 Tage)
- Chronisch
  - ☐ Langsam auftretend
  - ☐ Lang andauernd (mehr als 4 Wochen)
- Rezidivierend
  - ☐ Wiederholt auftretend/mehrmals möglich!

ZEITLICHER KRANKHEITSVERLAUF

- Progressiv
  - ☐ Fortschreitend
  - ☐ Sich verschlimmernde Krankheit
  - ☐ C_2H_5OH, Alzheimer, Skoliose- Wirbelsäule
- Schubförmig
  - ☐ Mit Defektheilung
  - ☐ Multiple Sklerose
  - ☐ Polyarthritis

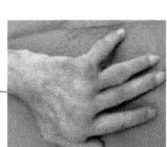
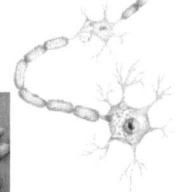

SCHWEREGRAD EINER KRANKHEIT

- Asymptomatisch
  - ☐ Krankheit ohne Symptome
- Latent
  - ☐ Schlummernde Krankheit
- Letal
  - ☐ Tödlich verlaufende Krankheit
- Remittierend
  - ☐ Rückgang der Beschwerden (Heilung)

HEILUNG

- Wiederherstellung des Gesundheitszustandes unter Erreichen des Ausgangszustandes
- Bleibt ein Restschaden, so spricht man von einer Defektheilung
- Infaust
  - ☐ Heilung ist nicht möglich
  - ☐ Mit dem Tod ist zu rechnen

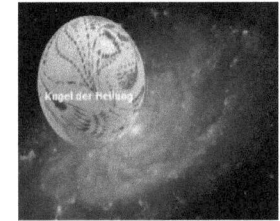

LEIDEN

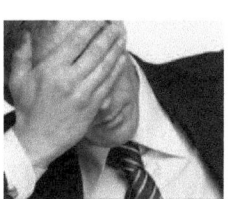

- Grunderfahrung
- Sammelbegriff für
  - ☐ Körperliche und
  - ☐ Seelische Belastung
- **Nichterfüllung von:**
  - ☐ Bedürfnissen, Hoffnungen, Erwartungen
- Verlust von Nahestehenden
- Schmerzen

TOD

- Der Tod ist der endgültige
  und dauerhafte Verlust
  der für ein Lebewesen
  typischen und
  wesentlichen
  Lebensfunktionen.

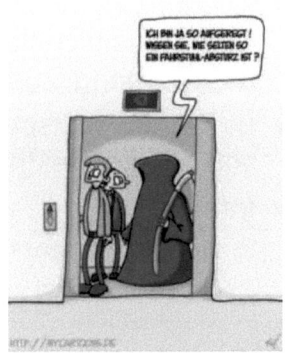

KLINISCHER TOD

- Klinischer Tod
  - Herz-Kreislaufstillstand
  - Wieder belebbar
- Hirntod
  - Irreversibler
    Funktionsverlust
  - Individuum ist Tod
  - Organe können noch
    entnommen werden

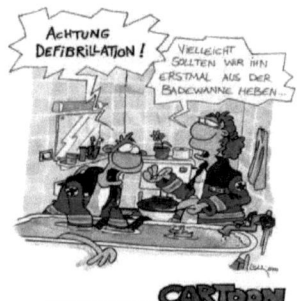

BIOLOGISCHER TOD

- Das Ende aller Organ und Zellfunktionen

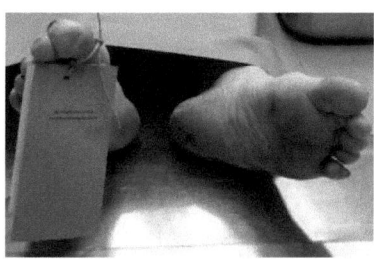

TODESZEICHEN

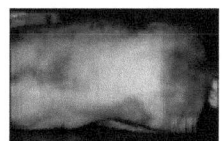

- Sichere Todeszeichen
    - Totenflecken (20-60min)
    - Totenstarre
        - Beginnend bei der
          Kaumuskulatur

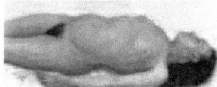

    - Verletzungen die nicht mit dem Leben vereinbar sind, z.B.:
        - Abtrennung von Rumpf und Kopf
        - Durchtrennung des Rumpfes
        - Verkohlung des Körpers/totale Verbrennung

SICHERE TODESZEICHEN

- Zersetzung
  - ☐ Verwesung (chem.)
  - ☐ Fäulnis (bakt.)
  - ☐ Autolyse (enzym.)
- Besiedelung durch:
  - ☐ Ungeziefer (Würmer, Fliegen, Ameisen)
  - ☐ Aasfresser (Ratten, Füchse, Fische)

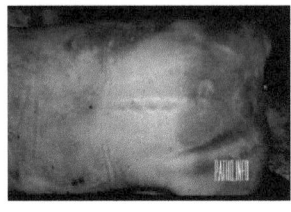

UNSICHERE TODESZEICHEN

- Keine Atmung
- Kein Puls
- Bewusstlosigkeit
- Abkühlung des Körpers
- Hautblässe
- Lähmung aller Muskeln
- Hornhauttrübung
- Fehlende Pupillenreaktion

Begriffserklärung

DNI – do not intubate

DNR – do not reanimate (do not resuscitate)

AND – allow natural death

sichere Todeszeichen: Totenstarre, Totenflecken, Fäulnis, Verwesungsgeruch

unsichere Todeszeichen: Totenblässe, Leichenkälte, Atemstillstand, kein Herz- oder Pulsschlag

Autopsie = Obduktion, Sektion = Leicheneröffnung zur Feststellung der Todesursache

Leichnam = Exitus (in „Krankenhaussprache")

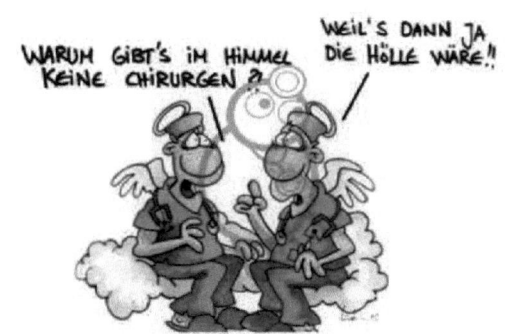

WARUM GIBT'S IM HIMMEL KEINE CHIRURGEN?

WEIL'S DANN JA DIE HÖLLE WÄRE!!

KRANKHEITSURSACHEN

- **Innere Krankheitsursachen**
  - ☐ Sind **nicht** beeinflussbar!!
  - ☐ Alterungsprozess
  - ☐ genetisch bedingte Erkrankungen - (Bluter)
  - ☐ vererbte Defekte - (Disposition)
  - ☐ vorgeburtliche Entwicklungsstörungen - (Down-Syndrom)
  - ☐ Erkrankungen durch unkontrolliertes Zellwachstum - (Tumor)
  - ☐ Autoimmunreaktionen z.B. (MS – Multiple Sklerose)

INNERE KRANKHEITSURSACHEN

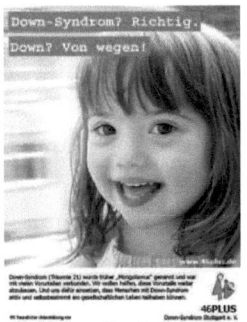

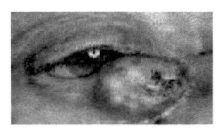

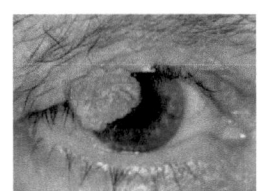

ÄUßERE KRANKHEITSURSACHEN

- Sind vermeidbar oder zumindest beeinflussbar
- Infektionen, Verletzungen, Verschleiß
- chemische und physikalische Einflüsse
- ein gesundheitsschädigendes Lebensumfeld

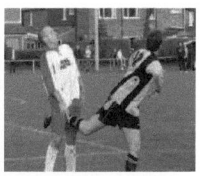

ÄUßERE KRANKHEITSURSACHEN

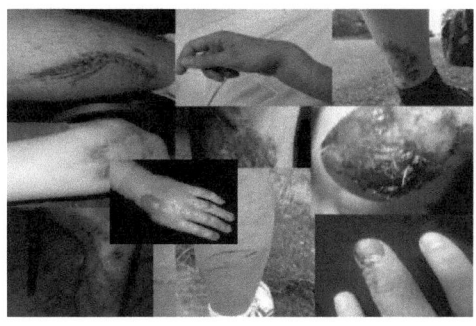

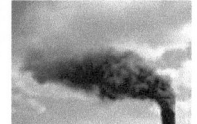

PSYCHOSOZIALE FAKTOREN

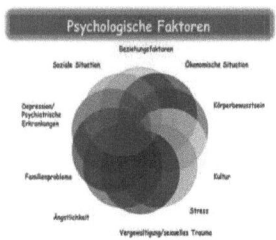

- **Traumatische Erlebnisse:**
  - ☐ Extreme seelische und körperliche Belastungssituationen
  - ☐ Eine tief greifende Lebenskrise
  - ☐ Eine extreme Gewalterfahrung
  - ☐ Eine Naturkatastrophe z.B. Zunami!
  - ☐ Die Erfahrung von politischer Verfolgung oder Krieg

PSYCHOSOZIALE FAKTOREN

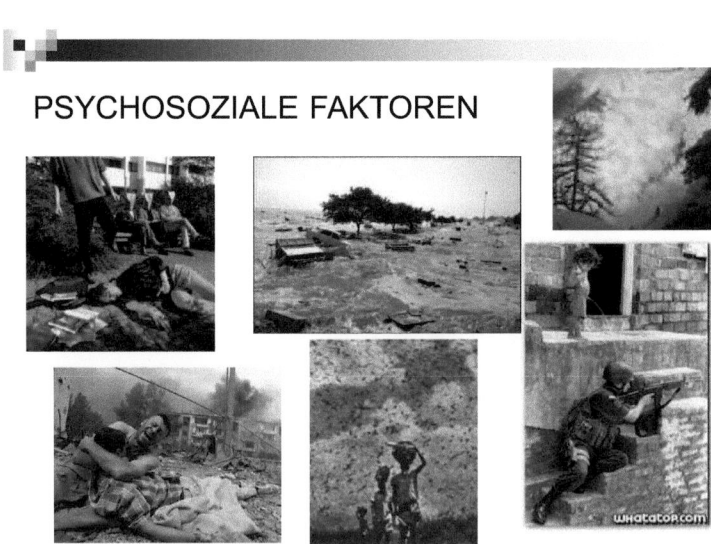

PSYCHOSOZIALE FAKTOREN

- Menschen reagieren sofort oder später, je nach Belastbarkeit.

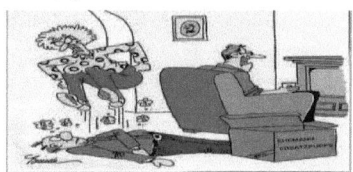

- Die Störungen können rasch abklingen oder Monate dauern.

PSYCHOSOZIALE FAKTOREN

- **<u>Unterschiedlichste Symptome:</u>**
  - ☐ Apathie (Teilnahmslosigkeit) und Orientierungslosigkeit
  - ☐ Ausbrüche von Wut, Verzweiflung und Angst
  - ☐ Tiefe Depressionen
  - ☐ Selbstmordgedanken
- Oft münden diese Symptome auch in eine körperliche Erkrankung.

Nekrose

- [ ] Ist abgestorbenes Gewebe
- [ ] Eine Entzündung oder Unfälle führen zur
  Gewebszerstörung und zum Zelluntergang
  - **Beispiel:**
    Herzinfarkt – Nekrose – wo keine Durchblutung
  - Verbrennung III. Grades – Nekrose -
    Gewebszerstörung

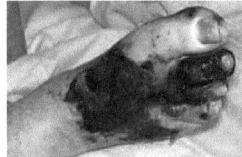

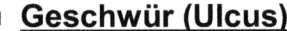

Geschwür (Ulcus)

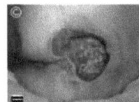
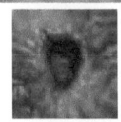
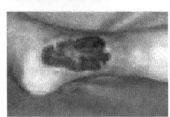

- [ ] Tiefliegender Substanzdefekt von Haut
  oder Schleimhaut
- [ ] Der Defekt durchdringt die Haut oder
  Schleimhaut – Gegensatz zur
  Schürfwunde
- [ ] Heilt stets unter Bildung von
  Bindegewebe und daher mit einer
  Narbe ab.

GESCHWÜR (ULCUS)

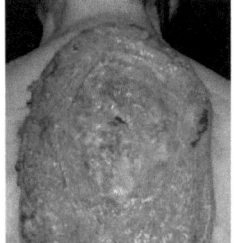

- **Beispiele:**
  - ☐ Dekubitus
    - ▪ Druckgeschwür der Haut
  - ☐ Unterschenkelgeschwür (Ulcus cruris)
    - ▪ Mögliche Ursachen: Arterielle, venöse, tumoröse oder infektiöse Einflüsse
  - ☐ Magengeschwür (Ulcus ventriculi)
    - ▪ Tiefer Substanzdefekt der Magenschleimhaut

KRANKHAFTE VERÄNDERUNGEN AN ZELLEN UND GEWEBE

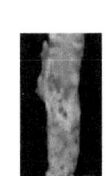

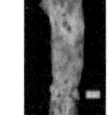

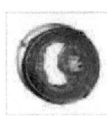

- **Arteriosklerose**
  - ☐ Gefäßverkalkung
    - ▪ Einlagerung einer „kalkartigen" Substanz in die Gefäßwand
    - ▪ Diese „verstopft" das Gefäß
    - ▪ Daraus entsteht eine Durchblutungsstörung bis hin zum Infarkt
  - ☐ Ursache verschiedener Zivilisationskrankheiten

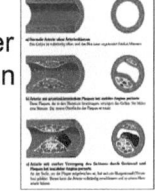

ARTERIOSKLEROSE

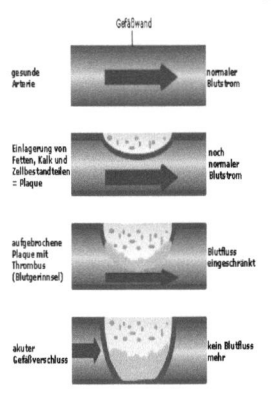

- **Durch die Verengung der Gefäße kommt es zu:**
  - ☐ Bluthochdruck
  - ☐ Durchblutungsstörungen am Gehirn
    - ▪ Hirnschlag = Insult/Apoplexie
  - ☐ Durchblutungsstörungen am Herzen
    - ▪ Angina pectoris – KHK oder Herzinfarkt
  - ☐ Durchblutungsstörungen an Extremitäten
    - ▪ PavK oder Raucherbein

KRANKHAFTE VERÄNDERUNGEN AN ZELLEN UND GEWEBE

Degenerative, krankhafte Veränderungen an Zellen die mit Störungen des Zellstoffwechsels einhergehen und Schädigung der Organfunktion verursachen, werden als **Dystrophie** bezeichnet. Einwirkende Schädigungen an Zellen und Gewebe werden als **Noxe** genannt, wie z.B. Hypoxie (Sauerstoffmangel), Infektionen, fieberhafte Erkrankungen, Vergiftungen, funktionelle Belastungen, usw.

KRANKHAFTE VERÄNDERUNGEN AN ZELLEN UND GEWEBE

Nekrose ist der Untergang von Zellen, Zellgruppen, Geweben und Organregionen in einem sonst noch lebenden Organismus. Krankhafte Veränderungen der Zelle betreffen die morphologischen Veränderungen des Zellkerns (Nukleus) und der Zytoplasmas: Auflösung des Kerns, Gerinnung oder Verflüssigung der Proteinstrukturen im Plasma und Ähnliches. Ursachen für Nekrose sind Hypoxie, Toxine (Bakterien, Viren), chemische Giftstoffe, Stoffwechselstörungen, immunpathologische Prozesse, Hitze- und Kälteeinwirkungen, Elektrizität, Trauma, Alterungsprozesse der Zelle, usw.

KRANKHAFTE VERÄNDERUNGEN AN ZELLEN UND GEWEBE

- **Gangrän** ist immer Folge von Durchblutungsstörungen der Extremitäten. Gangrän ist die Bezeichnung für eine Form des Zelluntergangs (Nekrose) mit Auflösung (Autolyse) des Gewebes und Verfärbung des betroffenen Areals durch Abbau des roten Blutfarbstoffes Hämoglobin. Häufige Risikofaktoren sind Diabetes mellitus, Hypertonie und Rauchen. Bei der trockenen Gangrän findet das Zellsterben hauptsächlich an der Oberfläche statt und verursacht in Folge von Wasserverlust eine Eintrocknung und Schrumpfung des betroffenen Gewebes, sodass eine schwarze, lederartige "Mumifikation" entsteht.
- Eine Nekrose, bzw. Gangrän wird zumeist durch Resektion, Amputation oder Nekrektomie (Nekrosektomie) behandelt.
- **Geschwüre** (Ulcera) sind Bezeichnungen der Haut- oder/und Schleimhautdefekte die nicht primär durch Traumata entstehen. Wunden dagegen entstehen vor allem traumatisch.

ARTERIOSKLEROSE

- Sie gehört zu den wichtigsten pathologischen Vorgängen unserer Zivilisation.
- **Risikofaktoren:**
  - ☐ Erhöhte Blutfettwerte (v.a. Cholesterin)
  - ☐ Rauchen (schädigt die Endothelien, Flimmerepithel)
  - ☐ Erhöhter Blutzuckerwert (Diabetes mellitus)
  - ☐ Bewegungsmangel

Atrophie

Begriff **Atrophie** wird in der Pathologie als wahrnehmbarer Gewebeschwund bezeichnet. Atrophien können sehr unterschiedliche Ursachen haben, wie z. B. genetische Defekte, Krankheiten, Traumen, Alter oder Minderversorgung mit Nährstoffen. Dabei ist die Atrophie in der Regel mit einer eingeschränkten oder aufgehobenen Funktion, einer erhöhten Anfälligkeit und einem vorzeitigen Verschleiß der betroffenen Gewebe verbunden. Histologische kann sie auf einer Größenabnahme der Zellen, einer Abnahme der Zellzahl oder auf einer Kombination beider Faktoren beruhen.

- Atrophie (Abmagerung)
  - ☐ Reversible Verkleinerung eines Organes oder Gewebes
  - ☐ Durch Verminderung der Zellmasse oder der Zellzahl
    - **Beispiel:** Muskelatrophie durch:
      - ☐ Längere Schienung (Gips)
      - ☐ Störung der versorgenden Nerven
      - ☐ Muskelerkrankung (Muskelschwund)

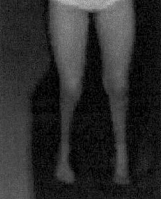

Hypo- und Hyperplasie

Eine **Hypoplasie** bezeichnet eine genetisch bedingte Unterentwicklung eines Organs, Organteils oder Gewebes mit daraus resultierendem Funktionsausfall. Als **Hyperplasie** bezeichnet man die Vergrößerung eines Gewebes oder Organs durch Zunahme der Zellzahl im Gegensatz zur Hypertrophie. Dies geschieht beispielsweise bei erhöhter funktioneller Belastung oder unter hormoneller Stimulation.

KRANKHAFTE VERÄNDERUNGEN AN ZELLEN UND GEWEBE

- Hypoplasie
  - ☐ Meist angeboren
  - ☐ Verminderung von Zellen eines Organes
  - ☐ Beispiel: Nierenhypoplasie
    - Die Niere ist nur zu einem Teil angelegt
    - Wichtige Bestandteile fehlen

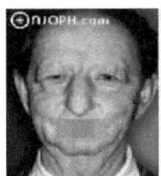 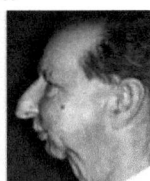

KRANKHAFTE VERÄNDERUNGEN AN ZELLEN UND GEWEBE

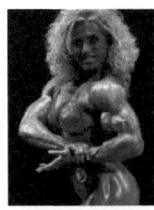

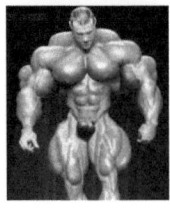

- **Hypertrophie**
  - ☐ Vergrößerung eines Organs
  - ☐ Durch Volumenzunahme der Zellen (die Zellzahl bleibt gleich)
  - ☐ **Beispiel:** Muskelhypertrophie
    - Muskel wird durch Anschwellen größer
    - Die Zahl der Muskelzellen bleibt gleich
    - **Beispiel:** Herzhypertrophie

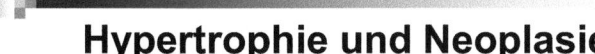

Hypertrophie und Neoplasie

Als **Hypertrophie** bezeichnet man die Vergrößerung eines Gewebes oder Organs durch Zellvergrößerung bzw. Zunahme des Zellvolumens bei - im Gegensatz zur Hyperplasie - gleichbleibender Zellzahl. Eine Hypertrophie entwickelt sich beispielsweise bei erhöhter funktioneller Belastung (z.B. durch regelmäßige Muskelarbeit) oder unter hormoneller Stimulation.
Neoplasie oder **Neoplasma** - Neubildung von Körpergeweben. Klinisch wird "Neoplasie" am häufigsten als Gattungsbezeichnung für maligne Tumoren verwendet.

KRANKHAFTE VERÄNDERUNGEN AN ZELLEN UND GEWEBE

- **Hyperplasie**
  - ☐ Das betroffene Organ wird
  - ☐ Durch die Vermehrung der Zellen größer
  - ☐ **Beispiel:** Prostatahyperplasie

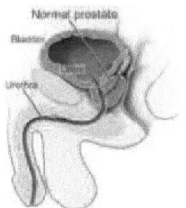
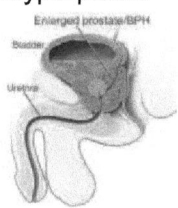

NEOPLASIE UND TUMOR

- Neoplasie = Neubildung von Gewebe
- Tumor = Schwellung
- Jede neu entstandene Schwellung wird als Tumor bezeichnet.
  - ☐ Benigne = gutartig
  - ☐ Maligne = bösartig
- Tumor und Neoplasie werden synonym verwendet

TUMOR

- Jeder 2. Mensch entwickelt einen bösartigen Tumor
  - ☐ Beispiel: Männer
    - Ab 90. Lebensjahr kann nahezu immer ein Prostatakarzinom festgestellt werden
- Ein Viertel der Todesfälle resultieren aus Tumorerkrankungen
- Tumore haben die Endung **–om**
  - ☐ Egal ob gutartig oder bösartig

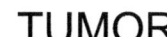

TUMOR

- Benigne Tumore (gutartig)
- Maligne Tumore (bösartig)
- Semimaligne Tumore (halbbösartig)
  - ☐ Erfüllt beide Kriterien
    - **Beispiel:** Basaliom der Haut
      - ☐ Bildet keine Metastase
      - ☐ aber invasives Wachstum

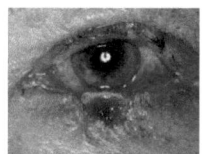

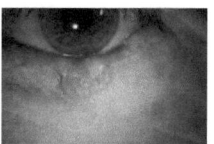

TUMOR

- Präkanzerose
  - ☐ Ist der Zustand, der zu einer bösartigen Entartung führen kann
    - Beispiel: Präkanzerosen der Haut
    - Aktinische Keratose
      - ☐ Entsteht durch häufige Sonneneinstrahlung (Solarium)
      - ☐ Kann zum Hautkrebs führen

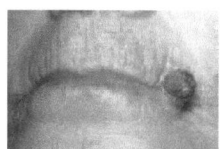

BÖSARTIGE TUMORE

- **Karzinome**
  - ☐ Haben ihren Ursprung im Zellgewebe
  - ☐ Kommt häufiger vor
- **Sarkome**
  - ☐ Haben ihren Ursprung im Bindegewebe
- **Leukämie**
  - ☐ Maligne Tumore der weißen Blutkörperchen
- **Lymphome**
  - ☐ Maligner Tumor der lymphatischen Organe

Benigner Tumor	Maligner Tumor
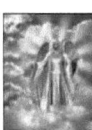	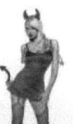

Benigner Tumor

- langsame Größenzunahme
- Meist scharf abgrenzbar
- Bleibt verschieblich
- Funktion noch vorhanden
  - ☐ Bsp.: Hormonproduktion
- Große Ähnlichkeit mit dem Ursprungsgewebe
- Keine Metastasen
- Nur lokale Auswirkungen
  - ☐ Bsp.: Kompression
- Nur selten tödlich

Maligner Tumor

- Wächst schnell
- Unscharf od. nicht abgrenzbar
- „verwächst" mit der Umgebung
- Funktion geht verloren
- Zunehmend verschieden vom Ursprungsgewebe
- Bildet Metastasen
- Starke Auswirkungen
  - ☐ Auszehrung, Blutarmut
- Fast immer tödlich

TUMORE

- **Benigne Tumore sind**
  - ☐ Meist gut abgekapselt
  - ☐ Langsam wachsend
  - ☐ Schädigen die Umgebung nicht
- **Maligne Tumore**
  - ☐ Dringen in die Umgebung ein (Infiltration)
  - ☐ Sind zur Ausbildung von Ferngeschwülsten (Metastasen) fähig

TUMORENTSTEHUNG

- **Innere Faktoren**
  - ☐ Genetische Veränderungen- Vererbung!
- **Äußere Faktoren**
  - ☐ Umweltfaktoren
    - ▪ UV-Bestrahlung ⇨ Hauttumor
    - ▪ Radioaktive Strahlung
    - ▪ Chemische Gifte (zahlreiche Inhaltsstoffe im Tabak)
    - ▪ Biologische Faktoren (Gifte von Pilzen oder Viren)
    - ▪ Ernährung (ballaststoffarm) ⇨ Darmkrebs

TUMORENTSTEHUNG

- **Entsteht aus einer einzigen Zelle**
  - ☐ Diese kann Wachstum und Teilung nicht mehr steuern

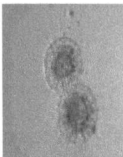

- **Stufenweiser Prozess**
- **Diese Zelle beginnt sich unvermehrt zu teilen**
  - ☐ Zuerst langsam, dann zunehmend schneller
- **Es vergehen oft Jahre zwischen Entartung und tumoröser Veränderung**

EINTEILUNG DER TUMORE

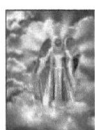

- Benigne Tumore des Bindegewebes
  - ○ Lipom ⇨ Tumor des Fettgewebes
  - ○ Fibrom ⇨ Tumor des Bindegewebes
  - ○ Chondrom ⇨ Tumor d. Knorpels
  - ○ Myom ⇨ Tumor der Muskulatur

- Maligne Tumore des Bindegewebes
  - ○ Wird als Sarkom bezeichnet, wie:
    - Chondrosarkom
    - Liposarkom
    - Myosarkom
    - Fibrosarkom

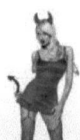

Myome

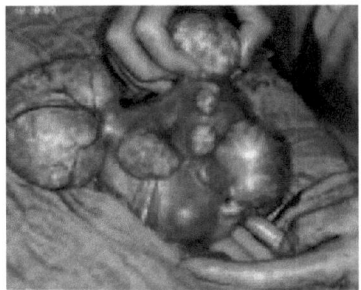
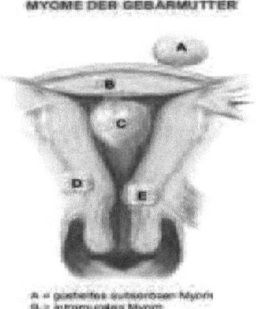

MYOME DER GEBÄRMUTTER

A = gestieltes subseröses Myom
B = intramurales Myom
C = gestieltes submuköses Myom
D = subseröses Myom
E = submuköses Myom

EINTEILUNG DER TUMORE

- Adenom
  - ☐ Gutartige Tumore die vom Drüsengewebe ausgehen
- Adenocarcinom
  - ☐ Bösartige Form
- Plattenepithelcarcinom
  - ☐ Bösartige Tumore der platten Zellen von Haut oder Schleimhaut

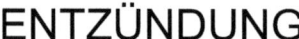

ENTZÜNDUNG

- Ist eine universelle Reaktion des Körpers auf zelluläre Schäden.
- **Auslöser:**
  - ☐ Physikalische Reize
    - Mechanisch, thermisch, Strahlung
  - ☐ Chemische Reize
    - Säuren, Laugen, Toxine, Enzyme (Pankreatitis)
  - ☐ Biologische Reize
    - Bakterien, Viren, Pilze, Parasiten

TYPISCHE VERÄNDERUNG BEI EINER ENTZÜNDUNG

- ☐ Rubor
- Rötung
  - ☐ Calor
    - Überwärmung
  - ☐ Tumor
    - Schwellung
  - ☐ Dolor
    - Schmerzen
  - ☐ Functio laesa
    - Eingeschränkte Funktion

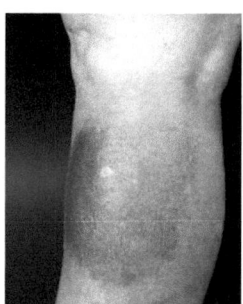

ENTZÜNDUNG

- Ist primär eine Gewebsreaktion
- Kann später den ganzen Organismus betreffen
- Gewebsfaktoren (Histamin, Kinine, …) werden ausgeschüttet
  - ☐ erhöhte Durchlässigkeit der Endothelien
  - ☐ Weiße Blutkörperchen können dadurch vermehrt auswandern
    - Leukozyten und Gewebsmakrophagen versuchen den Erreger zu bekämpfen und aufzulösen/Phagozytose
    - Es entsteht ein Exsudat, der Eiter bei Infektion!

ENTZÜNDUNG

- Endet immer auf –**itis**
  - ☐ Enteritis ⇨ Entzündung des Darms
    - Collitis ⇨ Dickdarmentzündung
  - ☐ Arthritis ⇨ Gelenksentzündung
  - ☐ Myocarditis ⇨ Herzmuskelentzündung
  - ☐ Dermatitis ⇨ Hautentzündung
  - ☐ Otitis ⇨ Ohrenentzündung
- Ausnahme: (endet nicht auf –itis)
  - ☐ Pneumonie ⇨ Lungenentzündung

SYSTEMISCHE REAKTION

- Durch Gewebsfaktoren
- Fieber- ist ein Symptom keine Krankheit!!
- Bildung von weißen Blutkörperchen wird erhöht
- Entzündungsproteine werden erhöht
  - CRP = C-reaktives Protein

BAKTERIELLE UND VIRALE ENTZÜNDUNG

- **Bakterielle** Entzündung
  - Fieber
  - Leukozyten erhöht
  - CRP erhöht
- **Virale** Entzündung
  - Fieber
  - Leukozyten und CRP nicht erhöht
- **Differenzialdiagnose: - WICHTIG für weitere Therapie!**
  - Unterscheidung zwischen bakterieller und nicht bakterieller Entzündung

HEILUNG

- Wenn die Ursache beseitigt ist
- Fibroblasten (Bindegewebszellen) wandern ein
- Empfindsames Granulationsgewebe wird gebildet
- bis der Defekt geheilt ist.

CHRONISCHE ENTZÜNDUNG

- Wenn die Ursache nicht beseitigt werden kann
- Kann aus einer akuten oder abheilenden Entzündung entstehen
- Oder von Beginn an chronisch verlaufen (Autoimmunerkrankungen)

BEWEGUNGS- UND STÜTZAPPARAT

- **Untersuchungsmethoden**
  - ☐ Sonografie/Ultraschall
  - ☐ Röntgenuntersuchung
  - ☐ Computertomografie (CT)
  - ☐ Magnetresonanztomographie(MRT)
  - ☐ Arthroskopie/z.B.: Meniskus-OP!

SONOGRAPHIE

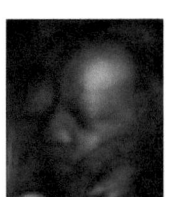

- Untersuchung mittels Ultraschallwellen
  - ☐ Ohne Komplikationen
  - ☐ Keine oder nur geringe Vorbereitung
    - Beispiel: Nüchtern für ein Abdomensonographie
  - ☐ Fast alle Organe und Strukturen können beurteilt werden.
  - ☐ Einsatz: Gynäkologie, Chirurgie, Internisten, uvm.
    - Beispiel: Herzultraschall (Interne)

RÖNTGENUNTERSUCHUNG

- Vor allem um die knöchernen Strukturen zu beurteilen
- Organe können auch dargestellt werden (Lunge).
  - ☐ Evtl. Kontrastmittel notwendig
    - Cave! Allergien beachten!!
- Ungünstig bei Schwangeren
  - ☐ Besonders strenge Indikation!

RÖNTGENUNTERSUCHUNG

- Röntgenstrahlen können Tumore auslösen
  - ☐ Die Strahlenbelastung ist heute sehr gering
- Durchleuchtung

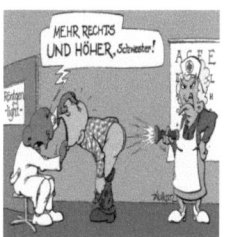

  - ☐ **Beispiel:**
    - Einrichten einer Fraktur
    - Herzkatheteruntersuchung
  - ☐ Höhere Belastung

COMPUTERTOMOGRAFIE

- Röntgenstrahlen notwendig
- Schichtweise Aufnahmen werden gemacht ⇨ Schichtbilder
- Vor allem Organe können wesentlich besser dargestellt werden
- Gefäße und kleine Strukturen sind gut zu erkennen
- Computertomografie

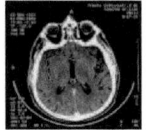

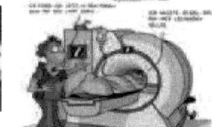

MAGNETRESONANZTOMOGRAFIE

- Wird mit MRT oder MRI (Image) abgekürzt
- Schichtbilder
- Keine Strahlenbelastung
- Starke Magnetfelder
  - ☐ Keine Metallteile – Schmuck entfernen!
    - Herzschrittmacher – ACHTUNG!!
    - Piercing – entfernen!
    - Baumwollunterwäsche bei Untersuchung tragen

MAGNETRESONANZTOMOGRAFIE

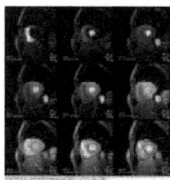

- Relativ teuer ⇨ strenge Indikation
- Sehr gut auch für weiche Strukturen
  - ☐ Knorpel, Gehirn, Leber Bänder Sehnen, Nerven oder andere Organe können sehr gut beurteilt werden.
- Kann auch bei Schwangeren durchgeführt werden!!

ARTHROSKOPIE

- Spezielle Untersuchung der Gelenke
- Eine Optik (Endoskop) wird unter Narkose ins Gelenk (meist Knie) eingeführt.

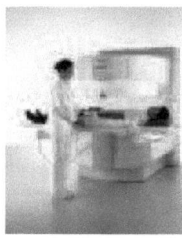

  - ☐ Bänder, Menisken und Knorpel können dadurch beurteilt werden.
  - ☐ Bei positivem Befund kann gleich interveniert werden.
- Invasive Methode ⇨ Komplikationen

DEGENERATIVE VERÄNDERUNGEN

- **Arthrosen**
  - ☐ Sind Veränderungen der Gelenke, Sehnen oder Bänder die durch „Abnutzung" oder im Alter auftreten können.
  - ☐ Knorpelverlust an den Gelenken
    - asymptomatisch oder
    - mit Schmerzen
  - ☐ **Häufigkeit:**
    - Kniegelenk, Hüftgelenk oder Fingergelenken

URSACHEN

- **Angeboren**
  - ☐ Hüftdysplasie bei Säuglingen
- **Verletzungen**
  - ☐ Kreuzbandverletzung ⇨ Gelenkinstabilität
- **Alterserscheinung**
  - ☐ am häufigsten

SYMPTOME

- Anlaufschmerz
  - ☐ Schmerzauftreten zu Beginn einer Belastung
- Schmerzen unter Belastung
- Schwellung
- Überwärmung
- Steifigkeitsgefühl der Gelenke

DIAGNOSE UND THERAPIE

- **Diagnose mittels:**
  - ☐ Röntgen
  - ☐ MRI
- **Therapie:**
  - ☐ Physikalische Therapie zu Beginn
    - ▪ Bewegungstherapie
  - ☐ Schmerzmittel
  - ☐ Injektion ins Gelenk (Cortison, …)
  - ☐ Künstliches Gelenk (operativ)

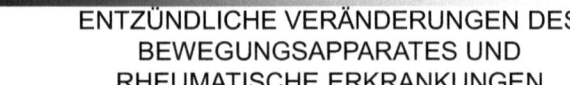

ENTZÜNDLICHE VERÄNDERUNGEN DES BEWEGUNGSAPPARATES UND RHEUMATISCHE ERKRANKUNGEN

- Arthritis
  - ☐ Entzündliche Veränderung der Gelenke
  - ☐ Durch Bakterien (nach einer Operation)
  - ☐ Autoimmunerkrankung (meistens) bei unklarer Ursache
  - ☐ Entzündungen der Gelenke aus ungeklärter immunologischer Ursache werden dem Rheumatischer Formenkreis zugeordnet

RHEUMA

- Unklarer Überbegriff für sehr vielfältige und unterschiedliche Erkrankungen des Bewegungsapparates
- Bis zu 400 Erkrankungen werden dem Rheumatischen Formenkreis zugesprochen.

EINTEILUNG NACH LOKALISATION

- Erkrankungen der Wirbelsäule
  - ☐ Hals-, Brust- und Lendenwirbelsäule
- Erkrankungen der Gelenke
  - ☐ Extremitäten Gelenke- Arme und Beine, Schultern
- Weichteilrheumatismus
  - ☐ Erkrankung d. Sehnen, Bänder, Muskulatur
- Kollagenosen
  - ☐ Systemische, immunologische Erkrankungen
  - ☐ Entzündliche Erkrankung des Bindegewebes

RHEUMATOLOGIE

- **Erkrankungen:**
  - ☐ Des Knorpels und der Knochen
  - ☐ Des Unterhautbindegewebes
  - ☐ Aller Bildungs-, Entwicklungs- und Wachstumsstörungen des Skelettes
- Zusammenfassung:
  - ☐ Rheuma weist lediglich auf ein Schmerzgeschehen des Bewegungsapparates hin
    - „Was man nicht erklären kann, sieht man gern als Rheuma an"

VERLAUF UND THERAPIE

- **Verlauf:**
  - ☐ Versteifung und Verformung der Gelenke
  - ☐ Schleichender Beginn bei den Fingern mit Schmerzen.
  - ☐ Begleitsymptome:
    - ▪ Müdigkeit, Abgeschlagenheit und Fieber
- **Therapie:**
  - ☐ Entzündungshemmende Mittel
    - ▪ Cortison, NSAR- z.B. Voltaren, Deflamat
  - ☐ Schmerzmittel

OSTEOPOROSE

- **<u>Knochenschwund</u>**
  - ☐ Zunehmender Abbau von Knochensubstanz,
  - ☐ Calziummangel im Knochen
- **<u>Ursachen</u>**
  - ☐ Menopause bei Frauen (Hormonell)
  - ☐ Dauermedikation (Cortison)
- **<u>Symptome</u>**
  - ☐ Erhöhte Frakturgefahr
    - ▪ Oberschenkelhals, Wirbelkörpereinbrüche und Deformierungen
    - ▪ Schmerzen

OSTEOPOROSE

- **Diagnose:**
  - ☐ Bildgebende Verfahren
    - ▪ Röntgen
    - ▪ Knochendichtemessung
- **Therapie:**
  - ☐ Medikamentös
    - ▪ Schmerzmittel
    - ▪ Knochenaufbauenden Medikamenten
    - ▪ Calcium
    - ▪ Knochenaufbauende Hormone

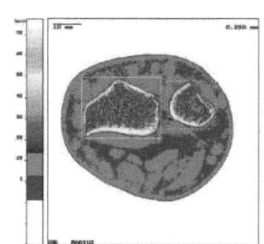

KNOCHENBRÜCHE

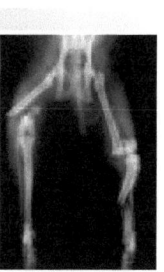

- ☐ Folge von Verletzungen
- ☐ Spontanfraktur (selten)
  - ▪ Ohne Gewalteinwirkung
- ☐ Risikofaktoren
  - ▪ Zunehmendes Alter (Osteoporose)
  - ▪ Risikoverhalten in Haushalt und Verkehr
- ☐ Therapie
  - ▪ Gips, Verschraubung, Verplattung
  - ▪ Ohne Therapie
    - ☐ Defektheilung und Bildung eines dicken Knochenwulstes (Kallusbildung)
  - ▪ **Optimale Therapie:** Knochenenden glatt und bündig aneinander führen.

TUMORE DER KNOCHEN

- **Osteosarkom**
  - ☐ Primärtumor der Knochen sind relativ selten
  - ☐ Können in jedem Alter auftreten
  - ☐ Betreffen auch Jugendliche
- **Metastasen (häufiger)**
  - ☐ Brustkrebs und
  - ☐ Prostatakarzinom

Herzinfarkt

- Totaler Verschluss der Herzkranzarterien
- Unterversorgung mit Sauerstoff
- **Ursache:** Meist ein Thrombus verstopft die Arterien
- **Symptome:** Todesangst, vernichtender Schmerz in der Brustgegend, kalter Schweiß, Haut blass, schwacher Puls

MYOKARDINFARKT

- Es handelt sich um ein Absterben (Infarkt) von Teilen des Herzmuskels (*Myokard*) auf Grund einer Durchblutungsstörung (*Ischämie*).
- Die in der Regel länger als 20 Minuten besteht.
- In den meisten Fällen durch Blutgerinnsel in einer arteriosklerotisch veränderten Engstelle eines Herzkranzgefäßes

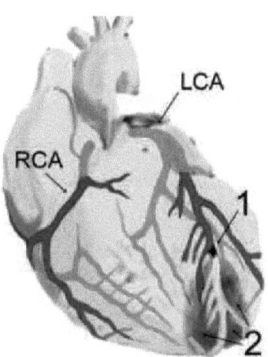

MYOKARDINFARKT

- Leitsymptom des Herzinfarktes ist ein plötzlich auftretender, mehr als 20 Minuten anhaltender und meist starker Schmerz im Brustbereich, der in die Schultern, Arme, Unterkiefer und Oberbauch ausstrahlen kann.
- Er wird oft von Schweißausbrüchen, Übelkeit und evtl. Erbrechen begleitet.

RISIKOFAKTOREN FÜR HERZINFARKT

- Hypertonie
- Hypercholesterinämie (-lipidämie)
- Nikotinabusus
- Adipositas
- DM
- Stress
- genetische Prädisposition
- Einsamkeit

Herzinfarkt

- **Therapie:**
- Monitorüberwachung
- Medikamentöse Behandlung
- Schockbehandlung
- Schmerzbekämpfung
- Sauerstoffgabe
- Anfänglich absolute Bettruhe
- Aufmerksame Pflege & konsequente Rehabilitation

Koronare Herzkrankheit - KHK

- **Definition:** Verengung der Herzkranzgefäße als
    Folge der O2-Unterversorgung
    des Herzmuskels!

Ursache: - Einengungen der Herzkranzgefäße
- Gefäßverkalkungen
- Gefäßgifte (Nikotin)

Koronare Herzkrankheit - KHK

- **Symptome:**
- Anfallsweise beklemmende und krampfartige Schmerzen in der Brust – Ausstrahlung in den linken Arm – „Angina pectoris" = Brustengegefühl!
- Atemnot, Beklemmungsgefühl
- **Entstehung:**
- körperliche Anstrengung
- Vermehrte Aufregungen, Stress

Koronare Herzkrankheit - KHK

- **Risikofaktoren**:
- Rauchen
- Erhöhte Blutfettwerte – Triglyzeride, Cholesterin
- Hypertonus (erhöhter RR)!
- Übergewicht
- Bewegungsmangel – schon in jungen Jahren!!

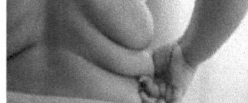

Koronare Herzkrankheit - KHK

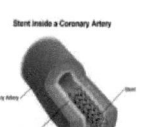

- **Diagnose:**
- Herzkatheter, Koronarangiografie – mit Kontrastmittel!
- Genaue Abklärung der Lokalisation, Ausdehnung und Schweregrad der Ausdehnung!
- **Therapie**:
- medikamentös – Nitratpräparate, Spray, Tabl.,
- mechanisch- Spiralnetzgitter = Stent - Ballonkatheter
- chirurgisch- Gefäßbypassoperation- Herzchirurg

Koronare Herzkrankheit - KHK

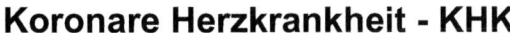

vor Dilatation

Dilatation mittels Ballonkathether

nach Dilatation

Blut

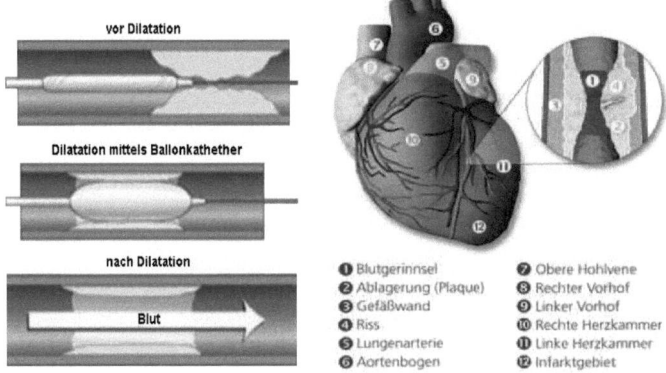

❶ Blutgerinnsel
❷ Ablagerung (Plaque)
❸ Gefäßwand
❹ Riss
❺ Lungenarterie
❻ Aortenbogen
❼ Obere Hohlvene
❽ Rechter Vorhof
❾ Linker Vorhof
❿ Rechte Herzkammer
⓫ Linke Herzkammer
⓬ Infarktgebiet

Entzündliche Erkrankungen des Herzens

- Perikarditis (Entz. der Herzaußenhaut)
- Myokarditis (Entz. des Herzmuskels)
- Endokarditis (Entz. der Herzinnenwand, wobei die Klappen am meisten betroffen sind)!!
- Oft bakterielle Ursache – durch Angina tonsillaris

Perikarditis

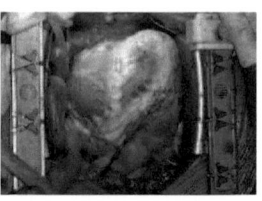

- **Entstehung:**
- Rheumatische Erkrankung
- Infektionskrankheiten
- Entzündung des Herzmuskels
- **Verlauf:** Trocken oder Infiltratbildung- Perikarderguss
- Bei Kalkablagerungen – Bildung eines Panzerherzens!

Myokarditis

- **Entstehung:**
- Verlauf einer Infektionskrankheit (z.B. Grippe, Diphtherie, Scharlach, Streptokokken)
- **Verlauf:**
- Auftreten von Entzündungsherden im Herzmuskelgewebe
- **Besonders betroffen:** Reizleitungssystem
- **Folgen:**
- Herzinsuffizienz – Herzmuskelzellen können ihre Aufgabe der Kontraktion nicht mehr ausreichen erfüllen!!

Endokarditis

- **Entstehung:**
- Rheumatische Endokarditis (Mandelentzündung)
- Bakterielle Endokarditis (Schlechte Zähne)!!
- **Folgen:**
- Befall der Mitral,- und Aortenklappen
- Schließen und öffnen der Klappen erfolgt nicht mehr ordnungsgemäß!

Endokarditis

- **Symptome:**
- Abgeschlagenheit, leichtes Fieber
- Erhöhte Pulsfrequenz
- Unklare Gelenksschmerzen
- Verstärktes Herzgeräusch-Perikardreiben!!

Endokarditis

- **Diagnose:**
- Auffällig hohe Entzündungswerte im Blut
- Hohe Leukozytenzahl
- Stark beschleunigte Blutsenkung / BSG
- Erhöhtes CRP
- Veränderungen an den Herzklappen – erkennbar mit Echokardiographie
- Blutkulturuntersuchung – Nachweis von Bakterien im Blut – Abnahme erfolgt meistens im Fieberanstieg!

Endokarditis

- **Therapie:**
- Hochdosiertes Antibiotika lt. Befund der Blutkulturen und nach Arztanordnung!
- z.B. bei Streptokokken – Penicillin G
- Bettruhe, ev. Monitoring
- Fiebersenkende Maßnahmen

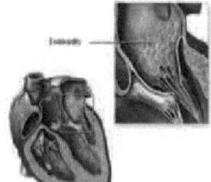

Thrombose

Hirnregion ohne bzw. mit eingeschränkter Blutversorgung

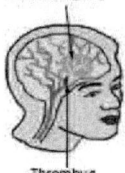

Thrombus

40-50 Prozent aller Schlaganfälle entstehen durch einen Thrombus.

Embolie

Hirnregion ohne bzw. mit eingeschränkter Blutversorgung

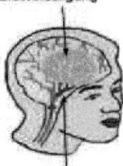

angeschwemmter Embolus

30-35 Prozent aller Schlaganfälle werden durch einen Embolus ausgelöst, der an einer anderen Körperregion (z.B. im Herzen) entstanden ist.

Blutung

ausgetretenes Blut

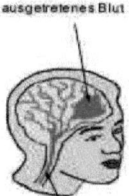

innere Halsschlagader (Carotis interna)

20-25 Prozent aller Schlaganfälle werden durch einen Riß einer Hirnarterie verursacht.

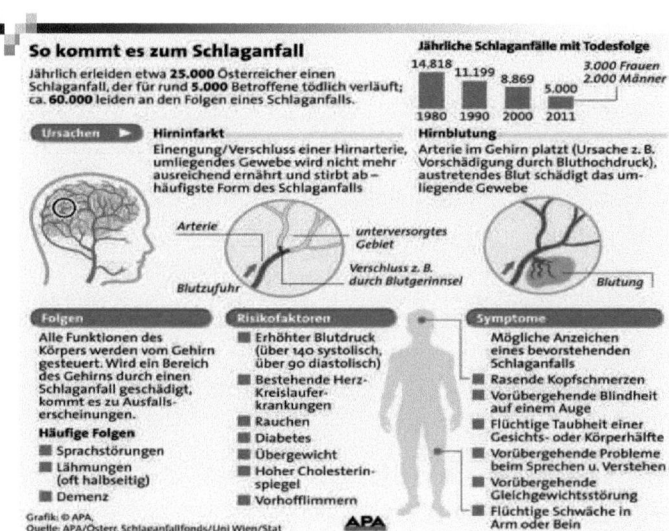

So kommt es zum Schlaganfall

Jährlich erleiden etwa **25.000** Österreicher einen Schlaganfall, der für rund **5.000** Betroffene tödlich verläuft; ca. **60.000** leiden an den Folgen eines Schlaganfalls.

Jährliche Schlaganfälle mit Todesfolge

14.818 — 1980
11.199 — 1990
8.869 — 2000
5.000 — 2011

3.000 Frauen
2.000 Männer

Ursachen ►

Hirninfarkt
Einengung/Verschluss einer Hirnarterie, umliegendes Gewebe wird nicht mehr ausreichend ernährt und stirbt ab – häufigste Form des Schlaganfalls

Hirnblutung
Arterie im Gehirn platzt (Ursache z. B. Vorschädigung durch Bluthochdruck), austretendes Blut schädigt das umliegende Gewebe

Arterie
unterversorgtes Gebiet
Verschluss z. B. durch Blutgerinnsel
Blutzufuhr
Blutung

Folgen

Alle Funktionen des Körpers werden vom Gehirn gesteuert. Wird ein Bereich des Gehirns durch einen Schlaganfall geschädigt, kommt es zu Ausfallserscheinungen.

Häufige Folgen
■ Sprachstörungen
■ Lähmungen (oft halbseitig)
■ Demenz

Risikofaktoren
■ Erhöhter Blutdruck (über 140 systolisch, über 90 diastolisch)
■ Bestehende Herz-Kreislauferkrankungen
■ Rauchen
■ Diabetes
■ Übergewicht
■ Hoher Cholesterinspiegel
■ Vorhofflimmern

Symptome

Mögliche Anzeichen eines bevorstehenden Schlaganfalls
■ Rasende Kopfschmerzen
■ Vorübergehende Blindheit auf einem Auge
■ Flüchtige Taubheit einer Gesichts- oder Körperhälfte
■ Vorübergehende Probleme beim Sprechen u. Verstehen
■ Vorübergehende Gleichgewichtsstörung
■ Flüchtige Schwäche in Arm oder Bein

Grafik: © APA,
Quelle: APA/Österr. Schlaganfallfonds/Uni Wien/Stat

APA

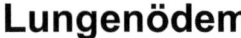

Lungenödem

- **Symptome:**
  - Schwere Atemnot mit brodelndem Atemgeräuschen sofort zu erkennen!
  - Pat. Hustet blutig-schaumige Flk. Ab
  - Lungenstauung- dadurch Mehrbelastung der rechten Herzkammer – die dadurch insuffizient wird – Rechtsherzinsuffizienz!
  - Blut staut sich von der re. Herzkammer in den re. Vorhof zurück – zu erkennen an deutlich hervortretende Halsvenen
  - Stauung kann zum Austritt von Blutserum aus den venösen Haargefäßen in das Gewebe führen – Flk. Ansammlung im Gewebe –ÖDEMBILDUNG an Knöcheln und Beinen!

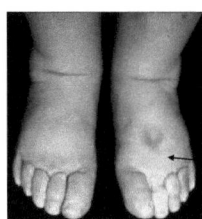

Lungenödem

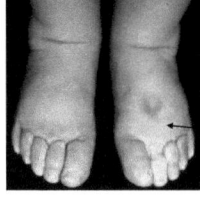

- **Therapie:**
- Entwässerungstherapie lt. Arztanordnung!
- Krankenhausaufenthalt- ev. Herzüberwachung!
- Internistische Abklärung – Herz, Lunge, Blut, EKG
- O2 – Gabe
- Monitoring, Pulsoxymetrie- Sauerstoffsättigung messen!

Venenthrombose

- Verschluss einer gesunden oder vorgeschädigten Vene durch ein Blutgerinnsel.
- **Ursachen:**
- Veränderungen an der Gefäßwand
- Strömungsverlangsamung des Blutes in den Venen
- Bewegungsmangel (langes sitzen im Auto oder Flugzeug)
- Übergewicht
- Ovulationshemmer (Pille)
- Schwere Algemeinerkrankungen

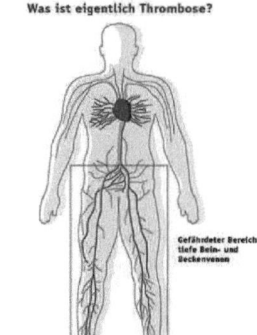

Was ist eigentlich Thrombose?

Gefährdeter Bereich: tiefe Bein- und Beckenvenen

Thrombose (Tiefe Venen-Thrombose, TVT)

Unter einer Thrombose versteht man den Verschluss eines Blutgefäßes durch ein Blutgerinnsel (Thrombus). Meist entsteht eine Thrombose im Bereich kleiner Venen der Wadenmuskulatur und wächst von dort weiter in die größeren Venen. Am häufigsten sind die tiefen Bein- und Beckenvenen von einer Thrombose betroffen.

Löst sich das Blutgerinnsel von dort, kann es mit dem Blutstrom durch das Herz in die Lungenarterien gelangen und diese verstopfen. Dies bezeichnet man als Lungenembolie. Eine Lungenembolie kann lebensbedrohlich sein.

Venenthrombose

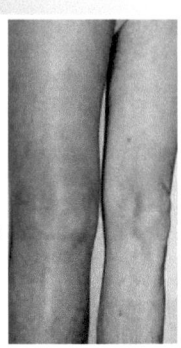

- **Symptome:**
- Weichteilschwellung mit Wadenschmerzen
- Starke Schwellung des betroffenen Beines oder Armes
- Rötung, gespannte Haut
- *Cave:* eine Venenthrombose kann Lebensgefährlich werden, wenn sich ein Teil des Pfropfes ablöst und auf „Wanderschaft" geht - Embolie

Venenthrombose

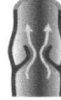 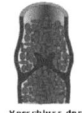

Vene mit Venenklappen und normalem Blutfluss — Beginnende Thrombusbildung, eingeschränkter Blutfluss — Verschluss der Vene durch einen Thrombus

- **Diagnose:**
- Duplexsonographie
- Phlebografie – eine röntgenologische Darstellung der Venen mit Kontrastmittelinjektion !!
- Cave: Allergie auf Kontrastmittel!!!!!
- **Therapie:**
- Lysetherapie: Auflösung des Thrombus durch Medikamente z.B. Streptokinas & Urokinase – Infusionstherapie **lt. Arzt!**
- Anschl. Marcumar, Sintrom Tabletten für 6- 12 Monate lt. Anordnung des Arztes   **INR** = **i**nternational **n**ormalized **r**atio = Thromboplantinzeit alle 14 Tage Kontrolle!

Erkrankungen der Atmungsorgane

- **Untersuchungsmethoden:**
  - Perkussion: Abklopfen, Beklopfen des Thorax
  - Auskultation: Abhören des Brustkorbes
  - Sputumuntersuchung: Beschaffenheit, Menge, Aussehen
  - Abstriche: Rachen, Mandelabstrich, Biopsien- Gewebentnahme
  - Kehlkopfspiegelungen, Bronchoskopie, Thorakoskopie
  - Tuberkulintest: Hauttest am Unterarm
  - Sonografie, Pleurapunktion, Lungenfunktionsprüfung,
  - Lungenröntgen, Lungen-CT, MRT
  - Gefäßdarstellung: Angiografie mit ev. Kontrastmittel intra venös!

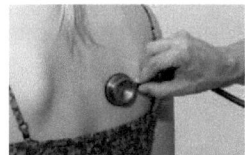

Erkrankungen der Atmungsorgane

- **Lungenentzündung (lat. Pneumonie)**

Definition: Die Pneumonie ist eine akute Infektion des Lungengewebes!!

Ursachen:
- Infektion mit Bakterien (Streptokokken, Pneumokokken, Staphylokokken)
- Infektion mit Pilzen
- Erkältungen
- Bei alten bettlägerige Menschen (Pflegefälle)
- Aspiration von Erbrochenem
- Bewusstlosen Menschen
- Alkoholmissbrauch
- Fremdkörper in den Atemwegen

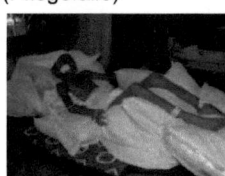

Erkrankungen der Atmungsorgane

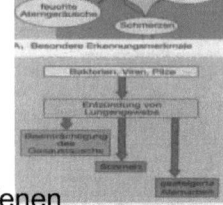
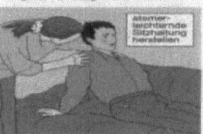

- ***Symptome:***
- Schüttelfrost
- Meist hohes Fieber
- Nasenflügelatmung
- Kopfschmerzen
- Heftige Schmerzen in der betroffenen Brustseite
- Husten mit anfänglich rosa, später rostbraunem Sputum (infolge Beimengung roter Blutkörperchen)

Erkrankungen der Atmungsorgane

- ***Therapie bei Pneumonie:***
- Schleimlösende Medikamente
- Inhalationen
- Gezielter erregerspezifischer Einsatz von Antibiotika ermittelt durch das Antibiogramm
- Überwachung der Herz-Kreislauf- Funktion
- Um eine Schonatmung nach Operationen zu vermeiden, müssen Frischoperierte ausreichend Schmerzmedikamente in den ersten Tagen erhalten, nach schriftlicher Anordnung des Arztes!!
- Frühe Mobilisation, Abklopfen des Thorax, atemstimulierende Einreibungen, Atem- und Krankengymnastik, Maßnahmen zur Pneumonieprophylaxe

Lungenkrebs – Lungen-Ca.

- Lungen- Ca ist ein bösartiger Tumor, der meist vom Epithelgewebe des der Bronchien ausgeht!
- **Ursache:**
- Inhalation von Nikotin
- Auspuffgasen
- Asbest
- teilweise ist die Ursache auch unbekannt!!

Lungenkrebs – Lungen-Ca.

- **Symptome:**
- Reizhusten
- Gewichtsverlust
- Allgemeines Krankheitsgefühl
- Auswurf – Sputum, oft blutig!
- Brustschmerzen und Luftnot

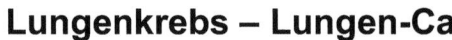

Lungenkrebs – Lungen-Ca.

- **Diagnose:**
- Lungenröntgen
- Computertomographie der Lungen (CT)
- Bronchoskopie
- Gewebebiopsie
- **Therapie:**
- Operativer Entfernung des Tumors wenn möglich!
- Chemotherapie
- Röntgenbestrahlung
- Chemo- und Röntgenstrahlentherapie (Kombi-Therapie)
- **Prognose:** Oft sehr schlecht – hängt von der Art des Tumors ab!

Lungenkrebs – Lungen-Ca.

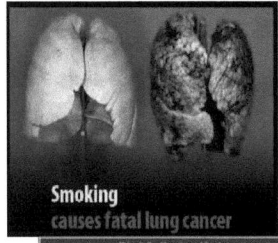

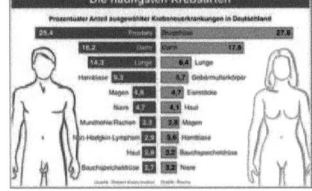

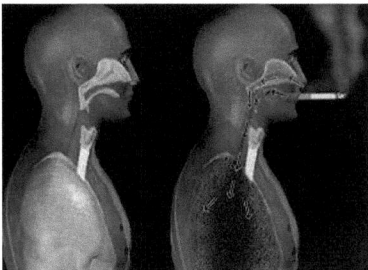

Lungenembolie

Eine Thrombose kann schwerwiegende Folgen nach sich ziehen, wenn sich der Blutpfropf löst und mit dem Blutstrom fortgerissen wird.

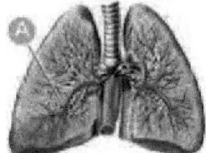

Bei einer Lungenembolie verschließen Blutgerinnsel (A) Gefäße in der Lunge. Diese entstehen meistens in den Beinvenen

Gelangt der Thrombus bis zu den Lungenarterien und verstopft ein Blutgefäß, entsteht eine Lungenembolie. Dabei handelt es sich um eine gefürchtete und potenziell lebensbedrohliche Komplikation. Schätzungen zur Folge, sterben daran jährlich in Europa mehr als 500.000 Menschen

Magen- und Darmgeschwüre

- Magen-Darmgeschwüre sind chron. Schleimhautdefekte, die zu Rezidiven neigen- d.h. immer wieder auftreten.
- Ulcus ventriculi - Magengeschwür
- Ulcus duodeni- 12 Fingerdarmgeschwür
- **Ursachen:**
- Helicobacter pylori
- Stress, Rauchen
- Schmerzmitteleinnahme (z.B.: Voltaren Tabletten, NSAR)
- Kortisonmedikamentation

Magen- und Darmgeschwüre

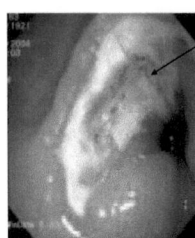

- **Symptome:**
  - *Magengeschwür:* Sofortschmerz bei Nahrungsaufnahme!
  - *12 Fingerdarmgeschwür:* Spät- Nacht- nüchtern-Schmerz- Besserung nach Nahrungsaufnahme!
- **Diagnose:**
  - Magenspiegelung – Gastroskopie
  - Magenschleimhaut- Biopsie – Histologie
  - Nachweis von Helicobacter pylori

Magen- und Darmgeschwüre

- **Therapie:**
- Schädigende Einflüsse reduzieren – Rauchen, Absetzen von nicht notwendigen Medikamente,..
- Medikamentöse Behandlung: z.B.: Pantoloc, Agopton, Nexium,…
- Ernährung beachten, Ernährungsberatung!
- Operative Behandlung: Entfernung des Geschwürs nur bei Komplikationen – Blutungen!

Magenkarzinom

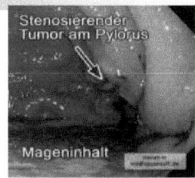

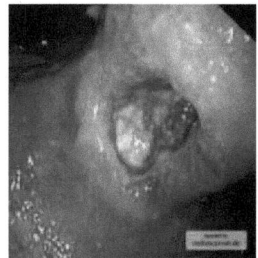

Colitis ulcerosa

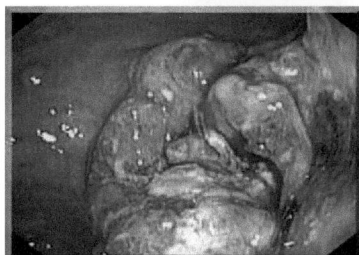

Ausbreitung Colitis ulcerosa

- Spezielle Art von Schleimhautentzündung im Dickdarm mit geschwürartigen oberflächlichen Veränderungen.
- Erkrankung verläuft schubweise – neigt zur bösartigen Entartung!!!
- **Ursache:**
- Die Ursache der Erkrankung ist nicht geklärt – eventuell genetische oder immunologische Faktoren!!

Colitis ulcerosa

- **Symptome:**
- Krankheit kann schleichend oder akut beginnen!
- Blutige Durchfälle bis 20mal am Tag!
- Krampfartige Leibschmerzen
- Gewichtsverlust
- Fieber, Gelenkentzündung
- Augenerkrankungen & Hautveränderungen

Colitis ulcerosa

- **Therapie:**
- Diät- spezielle Diät od. künstl. Ernährung
- Medikamente: z.B.: Azulfidine & Kortison
- Chirurgische Therapie: frühzeitige chirurgische Sanierung bei Versagen der konservativen Therapien – aus der Entzündung kann sich ein Krebsgeschwür entwickeln!!
- Psychosomatische Behandlung - Psychotherapie

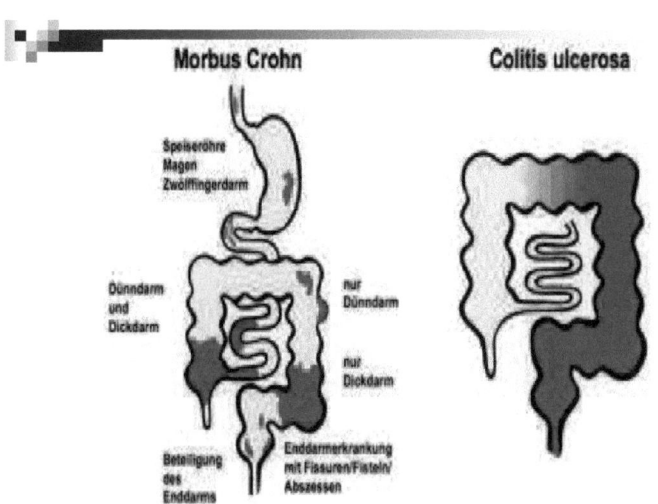

Morbus Crohn **Colitis ulcerosa**

Speiseröhre
Magen
Zwölffingerdarm

Dünndarm
und
Dickdarm

nur
Dünndarm

nur
Dickdarm

Beteiligung
des
Enddarms

Enddarmerkrankung
mit Fissuren/Fisteln/
Abszessen

Tumorerkrankungen der Harnorgane

- ***Harnblasenkrebs:***

Blasenkarzinome machen etwa 3% aller bösartigen
Tumore aus!

Das Verhältnis Männer zu Frauen beträgt: **3 : 1**

Betroffen sind meist Menschen im 5. bis 6.
Lebensjahrzehnt.

Symptome: häufig Blut im Harn, Blasenentzündung

Therapie: Operation des betroffenen Areals, mit
Elektroresektion, Lasertherapie oder Entfernung
der gesamten Harnblase mit Ableitung der
Harnleiter in den Darm oder nach außen –
Urostomie oder in eine aus Darm geformte
Ersatzblase!

313

Blasenkrebs

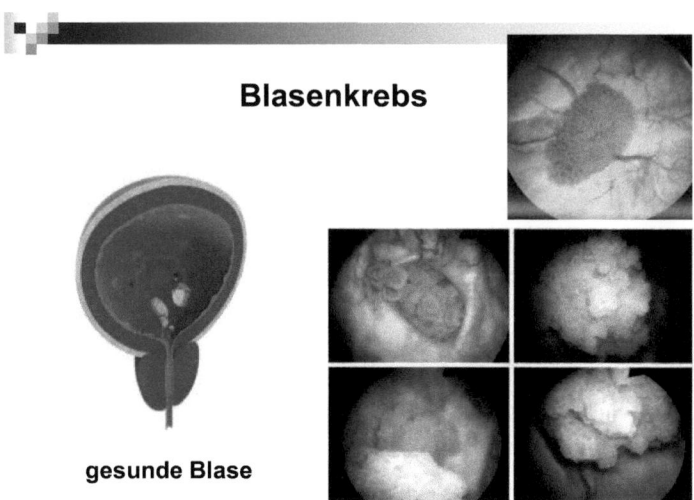

gesunde Blase

Tumorerkrankungen der Harnorgane

- ***Prostatakrebs***

Prostatakrebs ist der dritthäufigste bösartige
  Tumor beim Mann über 40 Jahre.

Bei 25% der Männer über 50 Jahre findet man
  ein Prostatakarzinom!!!

Das Tumorwachstum wird jedoch nur in 5%
  der Fälle erkannt und zeigt Symptome!

Ursache: Entstehungsursache ist weitgehend
  unbekannt!

Prostatakrebs

- **Symptome:**
- Frühe Warnzeichen fehlen völlig!!!
- Beschwerden beim Wasserlassen
- Große Tumorausdehnung drückt
  ev. Harnleiter ab dadurch
  Stauungsnieren, Niereninsuffizienz
- Metastasen hauptsächlich in
  den Knochen zu finden!!

Prostatakrebs

- **Diagnose:**
- Vorsorgeuntersuchung als Tastbefund bei rektaler Untersuchung
- Sonographie – rektaler Ultraschall
- Prostatapunktion- Feinnadelbiopsie
- Blutabnahme – PSA

Therapie:
- Je früher erkannt , desto besser ist die Prognose!
- Operative Entfernung
- Strahlentherapie
- Chemotherapie
- Medikamentöse Therapie (Hormone und Zytostatika)!

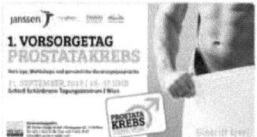

Das Prostatakarzinom (Prostatakrebs)

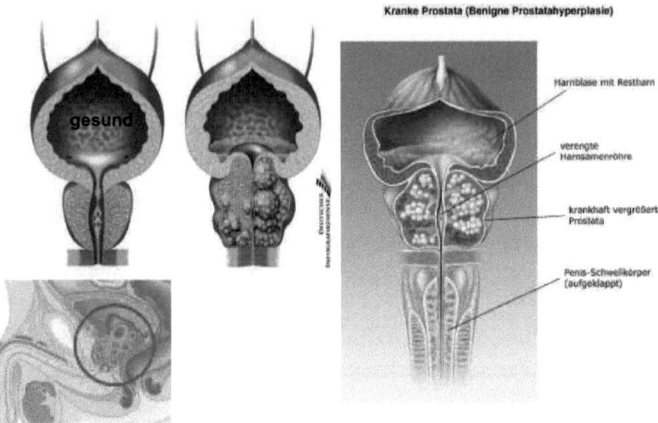

Kranke Prostata (Benigne Prostatahyperplasie)

gesund

Harnblase mit Restharn

verengte Harnsamenröhre

krankhaft vergrößerte Prostata

Penis-Schwellkörper (aufgeklappt)

Brustkrebs der Frau

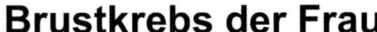

■ Das Mammakarzinom ist in Deutschland die häufigste Krebserkrankung der Frau!!

■ *Alter:* zwischen 45 – 50 Jahren und bei 60-65 J.

■ **Ursache:**

- Genaue Ursache ist unklar!!

- Familiäres Risiko, wenn innerhalb der Familie bereits Brustkrebs aufgetreten ist

- Dauer der Hormonproduktion, z.B. früher Beginn der Menstruation, späte Menopause

- Kinderlosigkeit oder späte Schwangerschaft

- Masthopathie, gutartige als kleine Knoten tastbare Zellveränderungen, in denen sich Tumore bilden können!

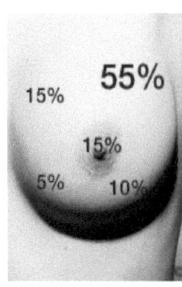

15% 55%

15%

5% 10%

Brustkrebs der Frau

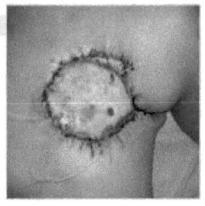

- **Diagnose:**
- 80% der Tumore werden von den Patienten selbst getastet
- Durch Routineuntersuchung
- Mammographie
- Sonographie
- Operative Gewebeschnellschnitte in Narkose
- Punktion, Feinnadelbiopsien

Brustkrebs der Frau

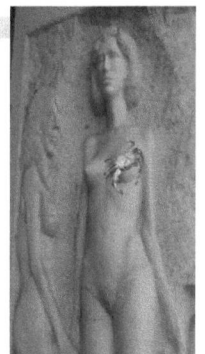

- **Symptome und Komplikationen:**
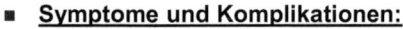
- Sichtbare Veränderungen an der Brust
- **Erstsymptom:** Tastbarer derber, nicht verschiebliche und _nicht_ schmerzhafte Knoten!!
- Ausbildung einer sog. Orangenhaut, welche die Brust umgibt!
- Einziehen der Brustwarze durch das Verwachsen des Tumors mit der Haut
- Schwellung und Verhärtung der Brust
- Die Metastasen finden sich beim Brustkrebs vor allem im Skelettsystem, in Leber, Lunge und Gehirn!!

Brustkrebs der Frau

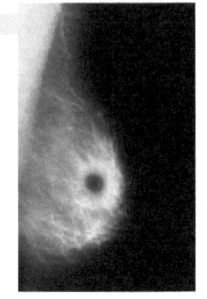

- **_Therapie:_**
  - Frühzeitige operative Entfernung
  - Korrekturoperationen und Brustaufbaumaßnahmen und Plastiken
  - Lymphknotenentfernung der Achselhöhle
  - Strahlentherapie
  - Chemotherapie
  - Hormontherapie & Chemotherapie
  - Regelmäßige Nachuntersuchungen (ev. Nach 5 Jahre erneutes Auftreten)!
  - Selbsthilfegruppen fördern den Austausch von Information!!

Brustkrebs der Frau

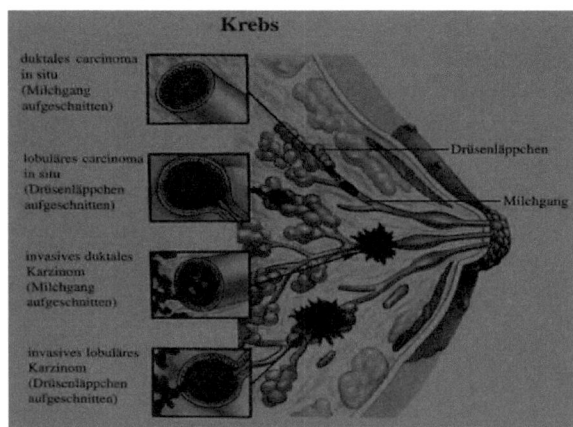

Brustkrebs der Frau

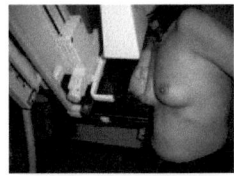

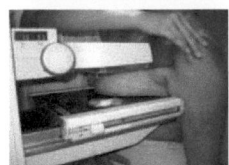

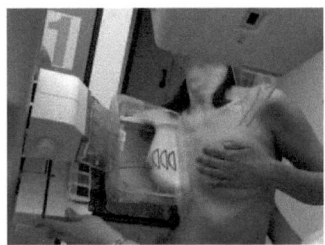

Mammographie

Brustkrebs der Frau

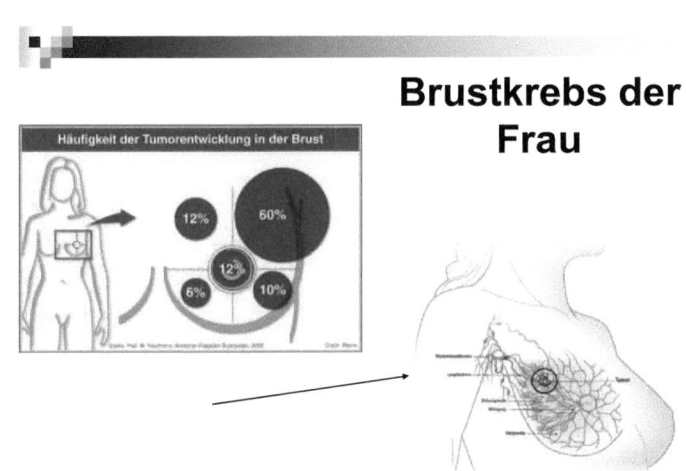

Brustkrebs

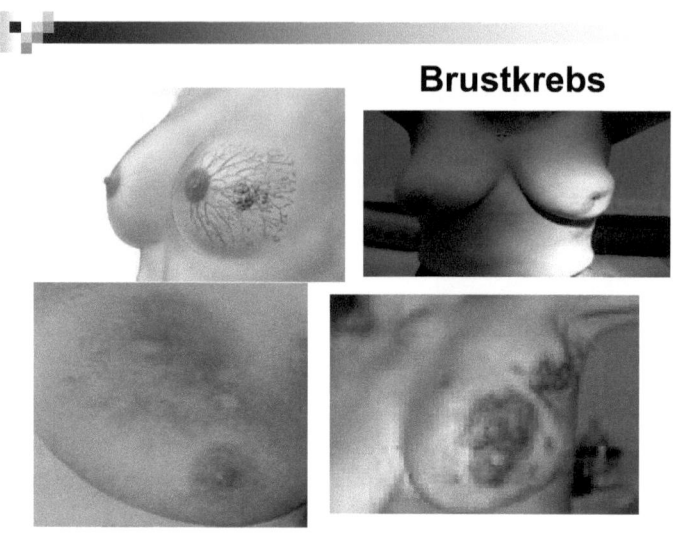

GEBÄRMUTTERKREBS

Gebärmutterhalskrebs

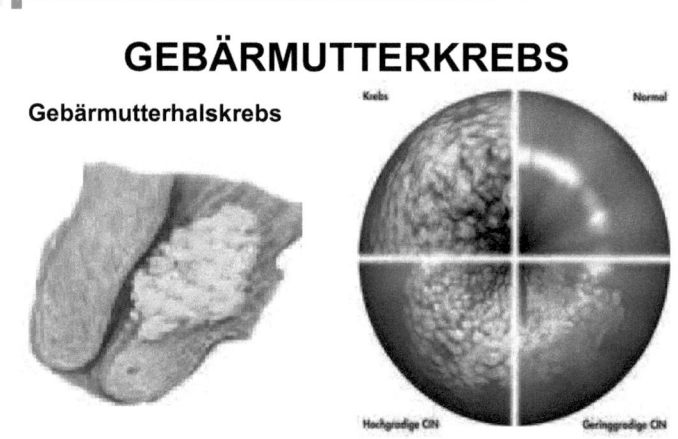

GEBÄRMUTTERKREBS

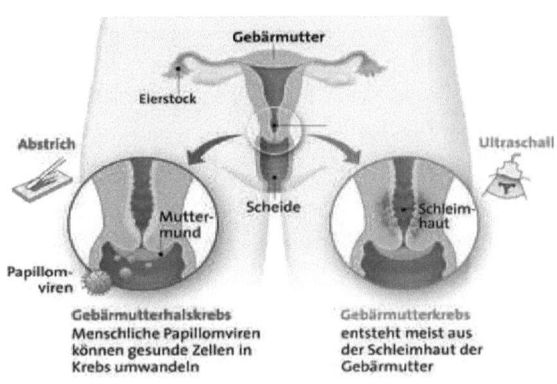

Gebärmutterhalskrebs
Menschliche Papillomviren
können gesunde Zellen in
Krebs umwandeln

Gebärmutterkrebs
entsteht meist aus
der Schleimhaut der
Gebärmutter

Hypo- und Hyperthyreose

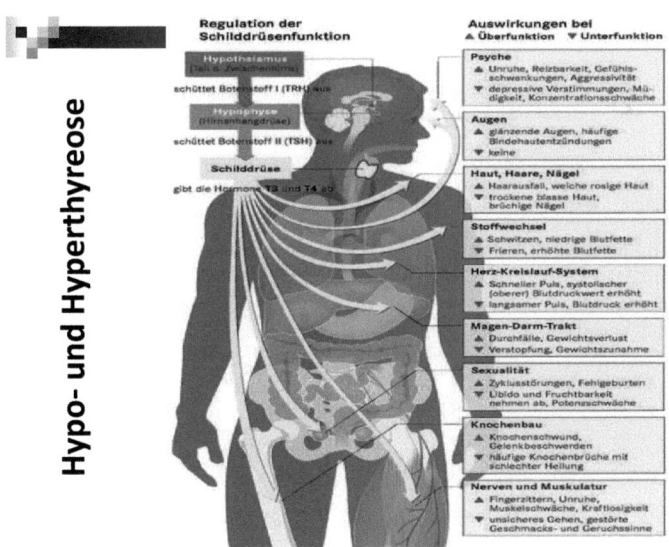

Schilddrüsentumor/Krebs

- Schilddrüsentumor ist eine der seltensten Krebsarten (0,5%)
- Der Häufigkeitsgipfel liegt zwischen den 4. und 5. Lebensjahrzehnt.
- Frauen sind ca. 3-mal häufiger betroffen!

Symptome:
- Rasche Vergrößerung der Schilddrüse mit <u>nicht</u> zu verschiebenden Knoten
- Plötzlich, anhaltende Heiserkeit
- Tastbar vergrößerte Halslymphknoten

SCHILDDRÜSENKREBS

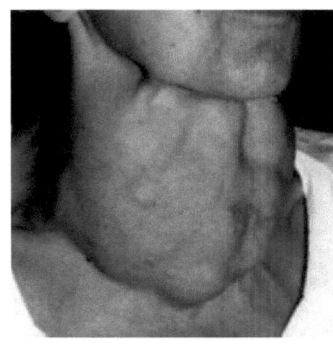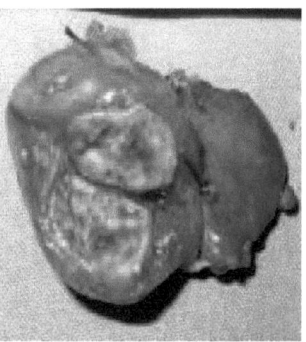

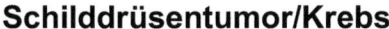

Schilddrüsentumor/Krebs

- **Therapie:**
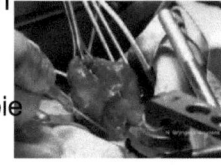
- Radikale operative Entfernung nach gesicherter Diagnose!
- Bei Metastasen wird im Anschluss eine Radiojod- oder Strahlentherapie durchgeführt
- **Radiojodtherapie:** Pat. Schluckt eine Kapsel mit radioaktivem Jod, die innerhalb weniger Tage die erkrankten Schilddrüsenzellen zerstört, ohne die gesunden Zellen zu schädigen!!

Malignes Melanom

- Das maligne Melanom entwickelt sich oft aus einem seit Jahren bestehenden Leberfleck.
- Das Melanom ist der sog. „schwarze Hautkrebs" der von Pigmentzellen der Haut abstammt!

Ursache:

- Übermäßige Sonnenbestrahlung
- Gefährdet sind Personen mit heller Haut!!
- Familiäre Disposition – Vererbung!!

Malignes Melanom

- **<u>Symptome,</u>** Diagnose & Therapie
- Veränderungen eines Leberflecks
- Plötzliches Wachstum
- Entzündung des Leberflecks
- Juckreiz, Nässen, Blutung

<u>Diagnose:</u>
- Hautbiopsie – Histologie

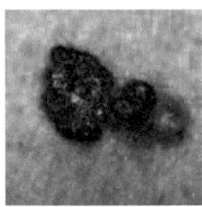

<u>Therapie:</u>
- Frühzeitige chirurgische Entfernung mit benachbarten Lymphknoten
- Strahlen,- und Chemotherapie

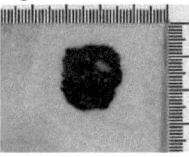

Muttermal - Melanom

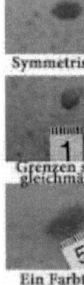
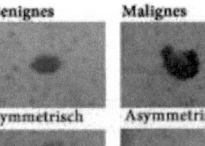
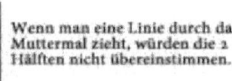

Benignes	Malignes	
Symmetrisch	Asymmetrisch	Wenn man eine Linie durch das Muttermal zieht, würden die 2 Hälften nicht übereinstimmen.
Grenzen sind gleichmäßig	Grenzen sind ungleichmäßig	Die Grenzen eines frühen Melanoms sind oft ungleichmäßig. Die Ränder sind gewellt oder eingekerbt.
Ein Farbton	Ein oder mehrere Farbtöne	Mehrere Farbtöne sind ein weiteres Warnsignal. Eine Vielfalt verschiedener Schattierungen von braun, dunkel oder schwarz könnten auftreten. Ein Melanom könnte auch rot, blau oder andere Farben annehmen.
Kleiner als 6 mm	Grösser als 6 mm	Melanome sind gewöhnlich grösser in Durchmesser als die Grösse des Radiergummies an deinem Bleistift (6mm) aber sie können auch kleiner sein, wenn zuerst bemerkt.

Dekubitus

- Ein Dekubitus ist ein Druckgeschwür, das bei anhaltender Druckeinwirkung entsteht. Durch Druck auf die kleinsten Blutgefäße (Kapillaren) sind der Gasaustausch und die Nährstoffversorgung im betreffenden Gewebe nicht mehr gewährleistet. Normalerweise verursacht das auch Schmerzen. Ein gesunder Mensch würde deshalb versuchen sich zu bewegen, um die betreffende Körperstelle zu entlasten. Ist der Mensch aber dazu nicht in der Lage und bleibt die Druckbelastung bestehen, kommt es zur Ischämie. Die mit Blut minder versorgte Haut wird geschädigt - zunächst nur oberflächlich, später immer tiefer - die Gefäße sterben ab, das Gewebe wird *nekrotisch*. Die Stadien eines Dekubitus werden in vier Grade eingeteilt.

Dekubitusgrade

- I *Gefäßkompression* – Rötung der Haut
- II *Ischämie* – Durchblutungsstörung der Haut
- III *Anoxie* – keine Sauerstoffversorgung des Gewebes
- IV *Nekrose bis zur Periost* – Zelluntergang und nekrotisches Gewebe bis auf die Knochenhaut.

Fersen-und Sakraldekubitus

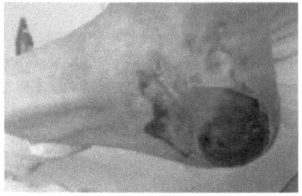 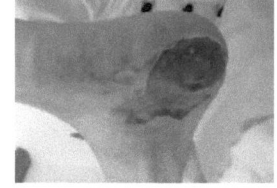

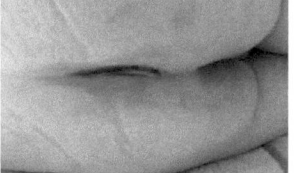 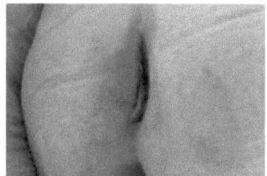

Ulcus cruris

Ulcus cruris oder Unterschenkelgeschwür sind
schlecht heilende (chronische), meist tiefe
Wunden an Unterschenkeln/Füßen. Betroffen
sind meist ältere Menschen, überwiegend
Frauen. Das *Ulcus cruris venosum* ist die mit
Abstand häufigste Ursache für Ulcera an den
Beinen, seine Behandlung erfolgt durch eine
Verminderung des Blutstaus im venösen System
der Beine, Reduzierung der entzündlichen
Veränderungen und Anregung der Granulation
des Gewebes.

Ulcus cruris bei pAVK

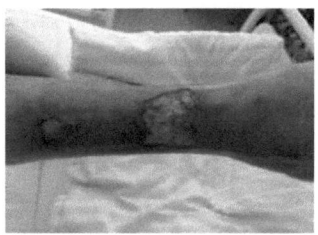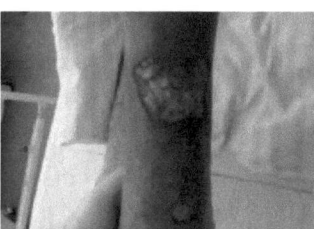

Ulcus ventriculi

Ein Magengeschwür ist ein örtlich begrenzter Defekt jener Schleimhaut, die den Magen an seiner Innenseite auskleidet und die tiefer liegenden Schichten der Magenwand vor dem aggressiven Magensaft schützt. Bei der auch als Ulcus ventriculi oder Magenulkus bezeichneten Krankheit wird die Magenschleimhaut durch eine anhaltende Entzündung nach und nach zerstört. Anfangs betrifft das Geschwür nur die obere Schleimhautschicht. Bleibt eine Behandlung aus, dringt es im Laufe der Zeit aber auch in tiefer liegende Gewebe der Magenwand vor. Männer sind häufiger betroffen als Frauen.

Ulcus ventriculi

Helicobacter pylori bewirkt zunächst eine *Gastritis* (Entzündung der Magenschleimhaut), auf deren Boden sich in weiterer Folge ein Geschwür entwickeln kann. In etwa einem Drittel der Fälle wird ein Magengeschwür erst erkannt, wenn Komplikationen auftreten. An erster Stelle sind hierbei Blutungen im Bereich des Magens zu nennen. Typisches Zeichen dafür ist schwarz gefärbter Stuhl, der sogenannte "Teerstuhl" oder **Meläna**. Die schwarze Verfärbung des Stuhls ist durch den Gehalt an Hämatin bedingt, wobei Hämatin entsteht, wenn Hämoglobin mit Magensaft in Berührung kommt.

Ulcus ventriculi

Das Eisen im Hämoglobin oxidiert dadurch und verändert Stuhlfarbe in schwarz. Durch den ständigen Blutverlust über die Magenschleimhaut kann es bei den Betroffenen zu einer Blutarmut (Anämie) kommen. Ist dies der Fall, können sich unter anderem Müdigkeit und Abgeschlagenheit einstellen. Wenn ein Nachweis von Helicobacter pylori erfolgt ist erhält die/der Patientin/t Antibiotika um den Keim abzutöten. Ist dies nicht der Fall, dann wird begonnen die Magensäure zu drosseln, damit die Schleimhaut sich erholen *kann.*

VAC Therapie

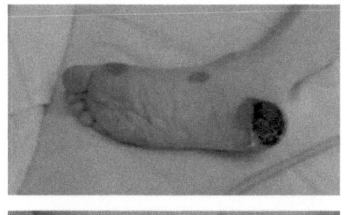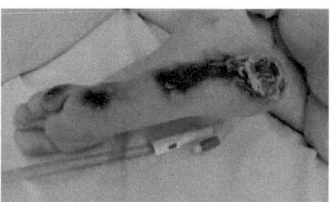

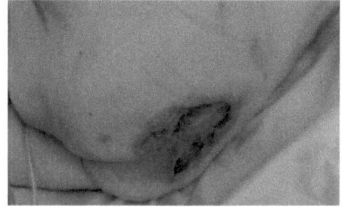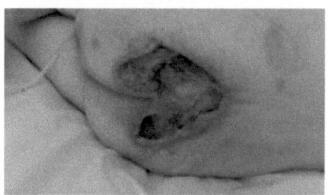

VAC Therapie

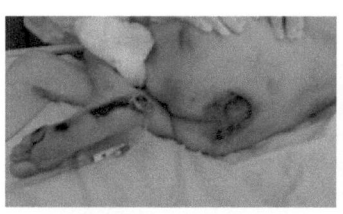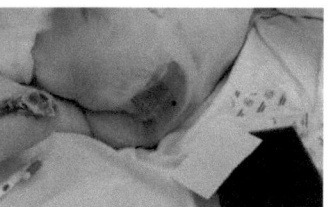

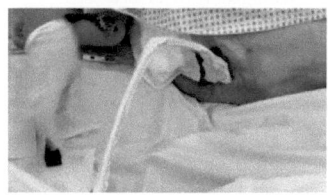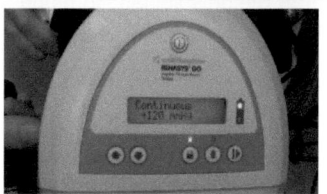

Prüfungsfragen Somatologie

1. Definition der Anatomie und Physiologie.
2. Woraus besteht der menschliche Körper?
3. Was ist eine Zelle?
   Wie heißt die Lehre von Zellen und Lehre vom Gewebe?
   Welche Zellarten kennen Sie?
4. Woraus besteht eine Zelle?
   Welche chemischen Substanzen des Nukleus kennen Sie?
5. Definition des Gewebes und Gewebearten.
   Was ist Epithelgewebe?
6. Erklären sie Bindegewebe und Fettgewebe.
7. Erklären Sie wichtige Funktionen in Bezug auf Knochengewebe und womit sind Knochen überzogen.
8. Erklären Sie Aufgabe und Funktion des Bewegungsapparates.
   Nennen Sie Bestandteile des Skelettes und medizinische Bezeichnungen der wichtigsten Knochen.
9. Nennen Sie die Einteilung der Knochen nach ihrer Form.
   Welche Gelenkstypen kennen Sie?
10. Erklären Sie Zusammensetzung des Blutes mit den einzelnen Bestandteilen und ihre Funktion. Was ist der Unterschied zwischen Blutplasma und Blutserum?
11. Beschreiben Sie den Weg des Blutes!
12. Beschreiben Sie Lage und Grobaufbau des Herzens.
13. Erklären Sie Funktionsweise der Systole und Diastole in Bezug auf Herzmechanik.
14. Nennen Sie Arten der Blutgefäße und erklären Sie ihre Funktion. Erläutern Sie kurz Begriffe Lungen- und Körperkreislauf.
15. Nennen Sie Bestandteile des Lymphsystems und erläutern Sie kurz ihre Funktion.
16. Nennen Sie Aufbau und Aufgaben der Verdauungsorgane.
17. Erklären Sie Funktion des Pankreas, der Gallenblase und der Leber.
18. Nennen Sie Harnorgane und beschreiben Sie ihre Funktion.
19. Beschreiben Sie Aufbau und Funktion der Atmungsorgane.
20. Erklären Sie intermediärer Stoffwechsel und beschreiben Sie die einzelnen Formen des intermediären Stoffwechsels.
21. Beschreiben Sie Wasser- und Salzhaushalt im Körper und Auswirkungen des Wasser- und Kochsalzverlustes im Körper.
22. Erklären Sie beispielhaft Hormone und jeweilige Hormondrüsen.
23. Nennen Sie Aufbau der weiblichen Geschlechtsorgane und erklären Sie kurz ihre Funktion.
24. Nennen Sie Aufbau der männlichen Geschlechtsorgane und erklären Sie kurz ihre Funktion.
25. Beschreiben Sie Aufbau der Haut und nennen Sie Hautanhangsorgane.
   Erklären Sie in Kurzform Aufgaben und Funktion der Haut.
26. Erklären Sie Aufbau und Funktion des ZNS (Zentralnervensystem).
27. Erklären Sie peripheres und vegetatives (Sympathikus und Parasympathikus) Nervensystem.
28. Beschreiben Sie Bestandteile des Hör- und Sehorgans und erklären Sie deren Funktion.

Prüfungsfragen Pathologie

1. Erklären Sie Begriffe Pathologie, Krankheit und Krankheitszeichen.
2. Erklären Sie Begriffe klinischer und biologischer Tod und nennen Sie Todeszeichen.
3. Nennen Sie innere und äußere Krankheitsursachen und beschreiben Sie psychosoziale Faktoren bei der Krankheitsentstehung.
4. Definieren Sie Entstehung der Geschwüre (Ulcera) und beschreiben Sie es anhand des Beispiels von Dekubitus.
5. Erklären Sie in kurzer Form Ulcus cruris und Ulcus ventriculi.
6. Erklären Sie Entstehung der Arteriosklerose. Definieren Sie Arteriosklerose nach WHO.
7. Erklären Sie kurz Atrophie und Hypertrophie.
8. Erklären Sie kurz Hypoplasie, Hyperplasie und Neoplasie.
9. Erklären Sie Unterschied zwischen benigner und maligner Tumore.
10. Beschreiben Sie Entzündungsprozess und nennen Sie Merkmale einer Entzündung.
11. Erklären Sie kurz Untersuchungsmethoden in der medizinischen Diagnostik (vor allem in Hinblick auf Bewegungs- und Stützapparat).
12. Erklären Sie entzündliche Veränderungen des Bewegungsapparats und entsprechende Therapie.
13. Erklären Sie Herzinfarkt und entsprechende Therapie.
14. Erklären Sie entzündliche Erkrankungen des Herzens.
15. Erklären Sie krankhafte Veränderungen im Kreislauf, vor allem in Hinblick auf Herzinsuffizienz.
16. Beschreiben Sie krankhafte Veränderungen des Blutes und der blutbildenden Organe.
17. Erklären Sie in kurzen Zügen DM und Vorgehensweise bei Komplikationen in Folgen eines DM.
18. Erklären Sie Prostatakrebs und Brustkrebs der Frau.
19. Erklären Sie chronisch entzündlichen Darmerkrankungen.
20. Erklären Sie Lungenembolie und Lungenkrebs.
21. Beschreiben Sie Symptomatik und Therapie des Insults.
22. Erklären Sie Lungenödem.
23. Beschreiben Sie Venenthrombose.
24. Beschreiben Sie Symptomatik bei Hypo- und Hyperthyreose.
25. Erklären Sie Melanom.
26. Was ist eine VAC-Therapie?

Prüfungsfragen Pharmakologie

1. Wie wirken Pharmaka?
2. Wie werden Arzneistoffe ausgeschieden?
3. Was ist Halbwertszeit?
4. Wie lange gelten rosafarbene Rezepte?
5. Was sind Parenteralia?
6. Welche Einflüsse die Arzneimittel bei der Lagerung ungünstig beeinflussen gibt es?
7. Welche orale Medikamente dürfen nicht geteilt oder zermörsert werden?
8. Was ist der Sinn von Retardtabletten?
9. Wie muss der Patient Sublingualtabletten einnehmen?
10. Was ist Resorption?
11. Womit beschäftigt sich Pharmakologie?
12. Wie werden Tabletten am besten eingenommen?
13. Inwiefern kann die aufgenommene Menge eines Medikamentes über seine Nützlichkeit oder Schädlichkeit entscheiden?
14. Was versteht man unter „parenteraler Gabe"?
15. Was versteht man unter „subcutaner Injektion"?
16. Wie gelangen Wirkstoffe bei transdermaler Anwendung in den Körper?
17. Welche Arzneiformen der oralen Anwendung dienen?
18. Was bedeutet „2 mal täglich vor dem Essen" und in welcher Zeittoleranz?
19. Was versteht man unter rezeptpflichtigen Arzneimitteln?
20. Was versteht man unter Nebenwirkungen?
21. Was ist Vorteil der intravenösen Medikamentengabe?
22. In welche Gruppen lassen sich die Schmermittel unterteilen?
23. Bei welchen Patienten können „Nootropika" eingesetzt werden?
24. Was ist Indikation zur Anwendung von Laxanzien?
25. Was sind Einsatzgebiete der Diuretika?
26. Gegen welche Gruppe von Mikroorganismen wirken Antibiotika und gegen welche nicht?
27. Was sind Antimykotika?
28. Was versteht man unter einem Breitband-Antibiotikum?
29. Welche Arzneiformen der Antibiotika gibt es?
30. Was versteht man unter Phytotherapeutika?
31. Welche Arzneimittel erfordern Besitz von Medikamentenausweis?
32. Welche Wirkungen haben Nicht-Opioid-Analgetika?
33. Nennen Sie die Telefonnummern der Vergiftungsinformationszentrale, der Rettung und Feuerwehr!
34. Womit beschäftigt sich Toxikologie?
35. Welche Wege der Giftaufnahme in den Körper gibt es?
36. Nennen Sie Ursachen, wie es zu einer Vergiftung kommen kann!
37. Nennen Sie gasförmige Stoffe, durch die es zu Vergiftung kommen kann!
Welche Medikamente werden häufig in Selbstmordabsicht eingenommen?

Literaturverzeichnis

Bohle, Rainer Maria; Grundmann, Ekkehard; Roessner, Albert (2010): Allgemeine Pathologie und Grundlagen der speziellen Pathologie. [mit virtuellem Mikroskop online]. 11., vollst. überarb. und erw. Aufl., [Nachdr.]. München [u.a.]: Elsevier, Urban & Fischer.

Dahms, Peter; Menche, Nicole; Schäffler, Arne (2003): Kompaktes Lehrbuch für die Pflegeberufe. 5., überarb. Aufl. München [u.a.]: Urban & Fischer (Biologie, Anatomie, Physiologie, [Lehrbuch]).

Dzakic, Emin: Skill- und Grademix in der Pflege. Subjektive Bedürfnisse der Pflegekräfte vs. der gesetzlichen Rahmenbedingungen für Pflegeberufe. 1. Auflage, neue Ausgabe.

Ennker, Jürgen; Bauer, Kerstin: Herzkranzgefässe. Ein Patientenratgeber (Operationen am Herzen).

Ertl, Regina (2006): Heimhilfe. Ein Lehrbuch für Theorie und Praxis. Wien: Facultas.

Faller, Adolf; Schünke, Michael (1999): Der Körper des Menschen. Einführung in Bau und Funktion. 13., komplett überarb. und neu gestaltete Aufl. / neu bearb. von Michael Schünke. Stuttgart [u.a.]: Thieme (Dtv, 32518).

Frey, Irmgard; Weisser, Beate (2011): Krankenpflegehilfe. Alle Fächer für Ausbildung und Praxis ; 81 Tabellen. 12., vollst. überarb. Aufl. Stuttgart [u.a.]: Thieme.

Groos, Barbara (2013): Arbeitsbuch Mensch, Körper, Krankheit - Biologie, Anatomie, Physiologie. 6. Aufl. München [u.a.]: Elsevier, Urban & Fischer (Mit dem Plus im Web).

Hochrein, H. (1988): Checkliste Kardiologie. Untersuchungstechniken, Krankheitsbilder, Therapie. Stuttgart, New York: Thieme (Checklisten der aktuellen Medizin).

Huch, Renate; Jürgens, Klaus D. (Hg.) (2011): Mensch Körper Krankheit. Mit www.mensch - koerper - krankheit.de - Zugang. 6. Aufl. München: Urban & Fischer in Elsevier.

Jedelsky, Elisabeth (2012): Heimhilfe. Praxisleitfaden für die mobile Betreuung zuhause. 3., aktualisierte und erw. Aufl. Wien, New York: Springer.

Kiechl, Stefan; Lalouschek, Wolfgang; Lang, Wilfried (2006): Nach einem Schlaganfall. Informationen für Patienten und Angehörige. 1. Aufl. [Wien]: Holzhausen.

Klausner, Michaela; Hausar, Gernot (2009): Spezielle Pathologie für medizinische Masseure und medizinisches Personal. Wien: Facultas.wuv.

Klausner, Michaela; Hausar, Gernot (2014): Allgemeine Pathologie für medizinische Masseure und medizinisches Personal. 2. Aufl., rev. Ausg. Wien: Facultas.

Kunze, Ursula (2004): Präventivmedizin, Epidemiologie und Sozialmedizin. Für Human- und Zahnmediziner. 3., überarb. Aufl. Wien: Facultas (Manual).

Menche, Nicole (Hg.) (2007): Pflege heute. Lehrbuch für Pflegeberufe. 4., vollst. überarb. Aufl. München [u.a.]: Elsevier, Urban & Fischer.

Nagele, Susanne; Feichtner, Angelika (2005): Lehrbuch der Palliativpflege. Wien: Facultas.

Paetz, Burkhard; Benzinger-König, Brigitte (2000): Chirurgie für Pflegeberufe. 19., völlig neu bearb. Aufl. Stuttgart [etc.]: Thieme (Reihe Krankheitslehre).

Retzlaff, Erika (Hg.) (op. 1994): Schülerduden. 3., vollständig überarbeitete und ergänzte Aufl. Mannheim [etc.]: Dudenverlag (Duden für Schüler).

Seel, Mechthild (1999): Die Pflege des Menschen : Gesundsein, Kranksein, Altern, Sterben, Beobachtung, Unterstützung bei den ATL, Pflegetechniken, Pflegestandards, anatomisch-physiologische Grundlagen ... E. Hurling, C. Mittermayer ... 3., üb.u.erw. Aufl. Hagen: Kunz.

http://www.forumgesundheit.at
http://flexikon.doccheck.com
http://www.netdoktor.at

NOTIZEN

NOTIZEN

NOTIZEN

NOTIZEN

NOTIZEN

NOTIZEN